看護学生が身につけたい
論理的に
書く・読むスキル

福澤一吉
早稲田大学文学部心理学コース・教授

［執筆協力］
山本容子
関西医科大学看護学部

医学書院

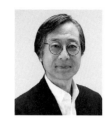

福澤一吉（ふくざわ　かずよし）

1950年6月8日生まれ．1982年ノースウエスタン大学コミュニケーション障害学部大学院，言語病理学科博士課程修了．Ph.D.
1982～1990年，東京都老人総合研究所（現 東京都健康長寿医療センター）リハビリテーション医学部言語聴覚研究室研究員．1990年より早稲田大学文学学術院文学部心理学コース講師，1995年より同コース教授．

専門は言語病理学，認知神経心理学，運動の計算理論．主な著書は以下のとおり．『神経文字学』（岩田誠編，医学書院，2007），『テキスト現代心理学入門　進化と文化のクロスロード』（共著，川島書店，2009），『議論のルール』（NHKブックス，2010），『文章を論理で読み解くための　クリティカル・リーディング』（NHK出版新書，2012），『論理的思考　最高の教科書』（サイエンス・アイ新書，2017），『新版・議論のレッスン』（NHK出版新書，2018），『議論の技法　トゥールミンモデルの原点』（共訳，東京図書，2011）など．

看護学生が身につけたい　論理的に書く・読むスキル

発　行	2018年10月1日　第1版第1刷Ⓒ
	2019年 5月1日　第1版第2刷
著　者	福澤一吉
発行者	株式会社　医学書院
	代表取締役　金原　俊
	〒113-8719　東京都文京区本郷 1-28-23
	電話　03-3817-5600（社内案内）
印刷・製本	真興社

本書の複製権・翻訳権・上映権・譲渡権・貸与権・公衆送信権（送信可能化権を含む）は株式会社医学書院が保有します．

ISBN978-4-260-03640-5

本書を無断で複製する行為（複写，スキャン，デジタルデータ化など）は，「私的使用のための複製」など著作権法上の限られた例外を除き禁じられています．大学，病院，診療所，企業などにおいて，業務上使用する目的（診療，研究活動を含む）で上記の行為を行うことは，その使用範囲が内部的であっても，私的使用には該当せず，違法です．また私的使用に該当する場合であっても，代行業者等の第三者に依頼して上記の行為を行うことは違法となります．

JCOPY　〈出版者著作権管理機構　委託出版物〉

本書の無断複製は著作権法上での例外を除き禁じられています．複製される場合は，そのつど事前に，出版者著作権管理機構（電話 03-5244-5088，FAX 03-5244-5089，info@jcopy.or.jp）の許諾を得てください．

はじめに

そもそも，なぜ論理的に読んだり，書いたりする必要があるのか？

　論理的に書く必要のある場面を想定してみます。たとえば，レポートを，なんとなく，思いつくまま感覚的に書いて，それを推敲もせずに終える。そして，最終的に出した主張や結論が「まあまあいい感じ」に仕上がっていると，「すべてそれでよし」と思って，提出する。ところが，あなたの文章を読んだ人（例：先生など）から「あなたの結論はどうしてこのようになったのですか？」という質問が出され，それにあなたが答えるような場面です。論理が必要になる状況がこれです。

　その人は「あなたの出した結論だけを読んでも，どうしてその結論に辿り着いたかわかりません。ちゃんと説明してほしい」と言っているわけです。この質問には書いた人の責任上，答える必要があります。論理に関して考えず，推敲されないまま出された結論や主張だとこの質問には答えられません。さあ，どうすれば答えられるでしょう？

　この質問に答えるには，**結論/主張を単独に呈示せず，その理由となる根拠（主張を支える事実）も合わせて呈示する**ことを知っている必要があります。結論/主張を根拠とともに出すことを論証といいます。すなわち，先ほどの質問に答えるには，論証について知っている必要があるということです。なぜなら，結論/主張を単独で呈示しても，それだけでは自らその正しさを示すことはできないからです。たとえば，「私は A が正しいと思います。なぜなら，A が正しいと思うからです」という主張をしたところで，なんら A の正しさを示したことにはなりません。

　論証は文章を読む場合にも同じように使います。すなわち，**書かれているものに含まれている論証（どれが根拠でどれが結論か）を取り出しながら読むことが「論理的に読む」**ことになります。書かれているものを漫然と読むのではなく，「この筆者の主張はどれなのか。その主張をバックアップしている根拠はどこに書かれているのか」に注意しながら読んでいくことが必要なのです。これが，そもそもなぜ論理的に読んだり，書いたりする必要があるのかの答えです。

論理とは論証のことである

　本書全体を貫く考え方，それは「文章が語っている内容」を，「文章を語る言葉」に置き換えるという考え方です。具体的には次のようなことです。たとえば，「①今日は天気がいい。だから，②散歩に出かけよう」と文章が語っている場合は，①を**根拠**，②を**結論**という文章を語る言葉にそれぞれ置き換えていくことを指します。つまり，「根拠。だから，結論」と

はじめに

いう，文章を語る言葉に換えることです。根拠，結論はともに「文章を語る言葉」の例です。そうすることで文章の内容に煩わされずに，文章の構造に注目して読み書きするスキルを身につけることができます。

先ほど，結論/主張を根拠とともに出すことを論証と呼ぶと述べました。言い換えるなら，論証は根拠と主張の間の関係を扱っていることになります。たとえば，先ほどの，「①今日は天気がいい。だから，②散歩に出かけよう」という例であれば，①と②が「だから」によって帰結の関係にあることがわかるのです。このように，関係性を扱うことを一般に論理といいます。本書では論理と論証は同じ意味で使います。

論理とは接続関係のことである

論理とは文と文の関係性を扱うことです。さらに言い換えるなら，複数の文がどんな関係にあるのかを考えるときに論証・論理が現れるのです。文と文の関係を表現するために接続詞（または，より広く接続語句）が使われることは，みなさんご存知のとおりです。つまり，接続詞を使うという行為はすでに論理的であることになるのです。

接続詞は言葉の意味と意味の関係をつなげるための論理的リンクの道具です。

ですから，その道具を的確に使うには，まずは，自分で書いた一文一文の意味するところを自覚しなくてはなりません。隣り合わせの文の意味がどんな接続関係にあるのかを考えながら書くということが，論理的に書くということになります。

本書の目的と構成

ここで本書のねらいと構成を簡単にお話しします。本書はレポートを読んだり，書いたりするときに必要な基礎力をつけることを目的としています。その目的を果たすために論証を中心にした論理的な思考についてトレーニングをしてもらいます。レポートを読んだり，書いたりする前の段階で，どんな対象の読み書きであっても共通に使える思考上の道具を身につけていただくことがねらいです。

第1部 基礎編では，論理・論証を中心にお話をします。ここで読み書きするための基礎体力をつけます。そして第2部 応用編では基礎編で身につけたスキルを使って，論理的にレポートを書く，読むことを体験していただくようになっています。

書籍を読んだだけで，文章の読み書きスキルを身につけることはできません。とにかく場数を踏むしかありません。歯切れが悪いのですが，それしかないのです。場数を踏むために，各章において解説の後，そこで学習したことを練習問題で確認できるようにしてありま

す。その問題を解きながら，自分の論理的思考力，読み書きの力を鍛えてください。

章立ての概略は次のようになっています。第1章では「論理・論証とは何か」について，基礎的なお話をします。論理，論証という言葉から何か堅苦しい印象を受けるかもしれませんが，実際に中身を知るとさほど難しいものではありません。ご安心ください。この章で本書の中心的テーマをつかんでいただきます。

第2章では，接続詞についてお話しします。「接続詞などは初等教育で習ったから，もういい」という読者の声が聞こえてきそうです。そう思う場合でも，接続詞を改めて学んでみると，意外にちゃんと使えていないことに気がつきます。論理とはざっくり言えば言葉と言葉，文と文の関係性について敏感になることです。ですから，接続詞を使って文章を書くことは論理的であることの根幹といえます。

第3章では，帰納的論証を取り上げ深くお話しします。なぜなら，私たちが見聞きし，実際に使用する論証のほとんどが帰納的論証だからです。みなさんがお読みになる文章のほとんどは帰納的論証を使っているのです。そのため，文章を読み，書き，理解するには，この帰納的論証についてよく知っておく必要があります。

第4章では，論証図についてお話しします。論証には，根拠から結論/主張がどのように導出されているのかによって，3つのタイプがあります。これらを論証図にすることで，論証全体の構造を見渡せるようにします。この4章までが本書の前半です。ここまでで論理的に思考するための道具を紹介することになります。

第2部の応用編は第5章（論理的に書く）と第6章（論理的に読む）の2つの章からなっています。第1部の基礎編で学習したこと，身につけた思考上の道具を使って，ここから論理的に書く，読むことを実際に始めます。第5章ではパラグラフ構造という書き方を中心に紹介します。この書き方は論証したものを表現するのに最適な書き方です。読むことについてお話しする前に，書くことについて学習することにより，「論理的に読む」ことの重要性をお話しします。第6章では第5章でトレーニングした内容を使って論理的に読むことをします。

さあ，概略はこのくらいにして，さっそく，論理的思考をつけるための基礎トレーニングを開始することにしましょう。

目次

はじめに　iii

第1部 基礎編　1

第1章 論理・論証とは何か？　2

1-1　論理の反対語って何？　2

1-2　思考すること（考えるということ）
＝論証すること＝論理的であること　3

1-3　論証とは前提となる根拠から
何らかの結論を導出すること　4

1-4　論証は飛躍の産物　6

1章のまとめ　8

第2章 接続表現
── 文と文の関係を明確にする　15

2-1　文と文を接続させるということ　15

2-2　接続詞を使って論理的に文章を書く・読む　17

2-2-1　順接の接続　18

2-2-2　逆接の接続　23

2章のまとめ　29

第3章 論理的に考える方法
── 帰納的論証　35

3-1　根拠と結論と導出の関係　35

3-2　根拠の信頼性と導出の妥当性を区別する　37

3-3　根拠はその信頼性を，導出はその妥当性を
チェックする　38

3-4　「事実 vs 考え」と「推測 vs 意見」を定義する　39

3-5　事実の正しさのチェック手続き　40

| COLUMN1 帰納─事実にまつわる導出 vs 演繹─言葉の意味にまつわる導出　42

3-6　飛躍ゼロの導出と飛躍ありの導出　43

3-7　飛躍のある導出はいいことである　44

3-8 論拠を考える ― 飛躍は必要ではあるが…… 44

3-9 トゥールミンの論証モデル
― 根拠と結論と論拠について 46

3-10 帰納的論証における論拠（仮定）の役割 47

3-11 相手の理解と暗黙の了解 49

3-12 一般的会話からよりフォーマルな議論へ 51

| COLUMN2 論証や議論における論拠の重要性 52

3 章のまとめ 55

第4章 論証を図で示す 63

4-1 論証のタイプ ― 単純論証，結合論証，合流論証 63

4-1-1 単純論証 64

4-1-2 結合論証 65

4-1-3 合流論証 67

4-2 論証間の関係を明確にする 69

4-2-1 単純論証と結合論証の組み合わせ 69

4-2-2 単純論証と合流論証の組み合わせ 70

4-2-3 結合論証と合流論証の組み合わせ 71

| COLUMN3 必要条件，十分条件 72

4-2-4 単純・結合・合流論証をすべて組み合わせる 73

4-3 論証図を書いて見えてくること 75

4 章のまとめ 76

第2部 応用編 89

第5章 論理的に書く
― 一文一義とパラグラフ構造の理解 90

5-1 一文一義で書くということ 90

5-2 一文一義で書いて，文と文を論理的に関係づける 91

5-3 一文一義で書かれていない事例と
その書き直しから見えてくること 92

5-4 論証した内容をパラグラフ構造で表現する 96

5-4-1 パラグラフを構成する文の種類 96

vii

目次

5-4-2 パラグラフの構成文とその配置　97

5-5 パラグラフ構造で書くためのネタを探す　99

5-5-1 パラグラフの骨格を作るための
簡単なブレイン・ストーミング　99

5-5-2 「現状の医療システムの信頼性問題」例を
パラグラフ構造で書く　100

5-5-3 パラグラフ構造で書かれた論証を論証図にしてみる　101

5-6 事例から論証内容のわかりやすさを再確認する　102

5-7 サポーティング・ポイントを考える　104

5-8 パラグラフ間の論理的関連性とパラグラフの
移行の合図　109

5-8-1 パラグラフ間の移行合図の表現　109

5-8-2 実際のレポート例でパラグラフ内，
パラグラフ間の関係を検討する　111

5-8-3 パラグラフ間の論理的・意味的関係性をチェックする　112

5-8-4 取り出した TS 間の論理的関係性をつける　114

5-8-5 パラグラフ内，パラグラフ間に論理性をもたせて
本文を書き直す　115

| COLUMN4 パラグラフを基礎単位とするレポート構成の基礎　117

5 章のまとめ　120

第6章　論理的に読む　124

6-1 「論理的に読む」に必要な 4 つのステップと
5 つのポイント　124

6-2 「論理的に読む」を実践する　126

6-2-1 論理的に読むための 4 つのステップと
5 つのポイントを使う　128

6-2-2 文章を論証単位に分解してわかること　141

6-2-3 パラグラフの削除と配置替え　141

6-2-4 「グローバル社会における看護」の最終版　142

6-3 「論理的に読む」から本格的に始めるべきこと　147

6 章のまとめ　148

引用・参考文献　162

おわりに　164

索引　166

イラスト ナカムラヒロユキ
表紙，本文デザイン hotz design inc.

第 **1** 部

基礎編

▶▶▶ 基礎編

第1章

論理・論証とは何か？

　世間では論理という言葉が非常に曖昧な意味で使われています。そのため，レポートを読んだり，書いたりする際に，論理がどのように関係するかがよくわかりません。論理の意味が混乱してきている理由の1つは「論理的○○」と称する解説本が氾濫しているせいです。それらを読んでみると，次のようなことがよく書かれています。たとえば，論理的に思考するとは，(1) 思いつきで話すのではなく，(2) 話に一貫性があり，筋道を通し，(3) 屁理屈を言わないで，(4) 直感に頼らないこと，などと書かれています。これらも確かに論理のある面をとらえてはいます。しかし，これは論理を別の言葉で置き換えたに過ぎません。

　言葉の言い換えだというのは，このままでは，どうすれば話に一貫性をもたせたことになるのか，どうすれば屁理屈にならないのか，どうすれば話に筋道が通せるのかが依然として不明だからです。つまり，論理的に書いたり，読んだりする場合に具体的にどうすればいいのかが，未だ解説されていないということです（福澤，2017）。

　上記の(1)から(4)までに書かれていることは「それがなんであれ，論理なるものがあり，それが働いたときに，その結果として得られる」ことなのです。すなわち，「論理的に思考する。だから，結果として話に一貫性があり，筋道が通り，思いつきではなくなる」というわけです。この章では「どうすれば論理的といえるのか」を具体的な作業に置き換えながらお話しします。

1-1　論理の反対語って何？

　いきなりですが，「論理とはいったい何のことか」について読み始める前に，思いつきでいいですので，論理（的）の反対語を考えてみてください。いくつか考えついたら先に進んでください。

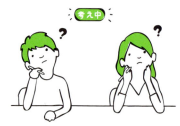

どうでしたか？　どんな語を思いついたでしょうか？「非論理」という語はさておき，論理という言葉の反対語で，まず頭に浮かぶのは「直感」「ひらめき」「感情」「実践」「経験」などかもしれません。医療現場にいる方は，基礎は理詰め＝論理的なので，その反対語として「臨床」という語を思い浮かべ，そこから「応用」という語が出てくるかもしれません。さらに，みなさんの直感に反するかもしれませんが，実は「事実」「主張」「独断」なども論理の反対語なのです（三浦，2004）。このように論理に多くの反対語があるということは，論理はさまざまな側面をもっていることを意味します。論理がわかりにくいのは，その意味が多岐にわたるからなのです。

　ここで，論理のさまざまな反対語の中から「主張」という語に注目します。ある特定の事柄を述べ伝えることを目的とするのが「主張」です。たとえば，「これは腕時計だ」というのは主張です。そして，この主張は何かに支えられることなく，それ自体，**単独で無条件で成立する**ものです。言うなら，「これは腕時計だ」という事実についての主張はほかから何の助けも必要なく，それだけで独り立ちしているのです。

　主張が独り立ちできないケースがあります。例えば「①ロンドンは雨がよく降る。だから，②明日も雨だろう」のような場合は，事情が異なります。②「明日も雨だろう」という文は，その前にある①との関係があるからこそ，初めて成立することになります。つまり②は①から導かれた結果です。②の成立は①に依存しているといってもいいでしょう。このように，①と②の間に何らかの関係があり，「だから」「それゆえ」「なぜなら」「したがって」という接続詞を挟んで登場するのが**論理**なのです。すなわち，**論理は必ず複数の事柄の間にある関係として立ち現れるのです**。このように考えると，単独で成立する「主張」と，複数の事柄の間にある関係性を背景に立ち現れる「論理」が反対の関係にあることがわかります。

1-2 ▶ 思考すること（考えるということ）＝論証すること＝論理的であること

　①ある前提となる根拠から，②何らかの結論/主張を，③導くことを，④論証といいます（番号は図1の中の番号に対応します）。すなわち，論証では前提と結論との関係性を扱っています。関係性を扱うのが論理でした。

　次に「思考する」とは何かを考えてみましょう。例えば「これは腕時計だ」という事実を主張するだけでは思考したとはいえません。これは事実について言及しただけです。一方，「これは腕時計だ。だったら，時間がわかるはずだ」となればここに思考が生まれます。すなわち，思考するとは「何かから何かを導き出す」ときに生じるのです。こう考えると，思考とは論証のことであるとわかります。

　このような単純な定義をもとに本書では，考えるということは，論証することであり，それは前提から結論を導くことであり，それが論理であるということになります。そして，本

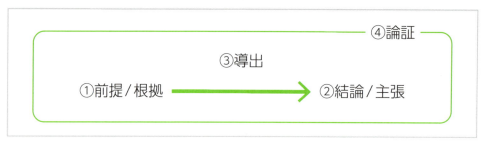

図1 論証の全体図

書を通してはこれらの語を代表して**論証 (reasoning)** という言葉を主に使います。

なお，本書を通して便宜上，「論理的思考」という言葉を使いますが，論理と思考はここでは同義ですから，厳密にはこの言葉遣いはおかしいのです。

もう一度，論証の全体を見ておきましょう［図1］。論証では，①**前提となる根拠**から②**結論/主張**を導きます。そして①から②を導くことを③**導出**といいます。そして，①②③の3つ全体を含めて④**論証**といいます。

1-3 論証とは前提となる根拠から何らかの結論を導出すること

事例を使って論証について考えましょう。まずは，次の先生と学生の会話を読んでください。

会話例1

> 学生：先生，おはようございます。
> 先生：おはよう，今日は早いのね。
> 学生：はい。今日からいよいよ病棟実習が始まります。
> 先生：なるほど。気合いが入っているわけだ。しっかり頑張ってね。

このやりとりの中に，前提となる根拠をもとに，そこから結論を出している箇所，すなわち，論証している箇所があります。何かを理由にして，そこから結論を出しているような箇所，つまり「根拠。だから，結論」，または「結論。なぜなら，根拠」という組み合わせが読み取れる箇所が論証ですね。それを探してみてください。

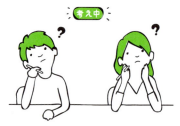

ここでは先生の発言である
「今日は早いのね」を結論とし
て考えれば,「なぜなら,今日
からいよいよ病棟実習が始ま
る」という学生の発言を根拠に
していることが読み取れます。
ここが論証です。さらに,学
生の「今日からいよいよ病棟実
習が始まる」を根拠に,「だか
ら,気合いが入っている」とい
う結論を先生が出しています。
ここも論証です。この先生と

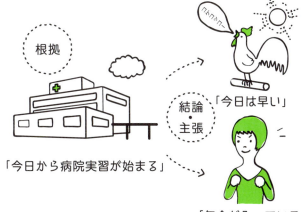

学生のやりとりでは,1つの根拠から2つの異なる結論/主張が導かれた(導出された)こと
になります。2つの論証が生じたのです。

　論証というと何か重々しい感じがするかもしれません。ところが,実は,ここで例に挙げ
たように,ごく普通の会話の中にも論証が含まれているのです。さらに,学術的な議論,論
文やレポートではよりフォーマルなやりとりが要求されますので,論証が登場する機会がさ
らに増えるのです。

　一般的な会話とフォーマルな議論は取り扱う内容は違うかもしれません。しかし,論証の
構造自体はまったく変わらないのです。本当に両者は同じ構造なのか,ちょっと学術的な内
容を例に挙げて,比較しておきましょう。

会話例 2

　　医師1：○○先生,今診ている患者さんですが,①MRIの所見で,脳の左半球の運動野
　　　　　 あたりに病変部位があることわかりました。
　　医師2：そうですか。そうしますと,②右片麻痺が出るに違いありませんね。
　　医師1：そうですね。
　　医師2：③運動性の失語症を発症する可能性もありますね。

　たとえば,「①MRIの所見で,この患者さんは脳の左半球の運動野に病変部位があるこ
とがわかった。だから,②右片麻痺が出るに違いない」という場合はどうでしょう。この場
合は,①を根拠に,「だから」②を結論として導いています。また,「①。だから③」もしく
は「③。なぜなら①」という論証がみられます。これは先ほどの「今日から病棟実習が始ま
る(根拠)。だから,気合いが入っている(結論/主張)。」「今日は早い(結論/主張)。なぜな
ら,今日からいよいよ病棟実習が始まるから(根拠)」とまったく同じ構造です。論証構造
という点では日常会話も医療現場での話し合いもまったく変わらないことがこれでわかりま
す。ですから,論証構造がわかれば難しい内容だからといって尻込みする必要はないのです。

第1部 ▶▶ 基礎編

　論証を一般的な形式として表現すると次のようになります。「だから」のところが先ほど触れました導出に対応します。

　　前提/根拠 だから, 結論/主張　P. だから, Q.

　　結論/主張 なぜなら, 前提/根拠　Q. なぜなら, P.

1-4 論証は飛躍の産物

　次の会話を読んでください。

会話例3

　　看護師1：患者Aさんは，よく同じ時間に夜のお薬を服用されます。
　　看護師2：そうですか。だったら，患者Aさんは明日も同じ時間に薬を飲まれるでしょうね。

　この会話では看護師1の「患者Aさんは，よく同じ時間に夜のお薬を服用する」を根拠にして，看護師2は「明日も同じ時間に飲まれるでしょう」という結論を導いています。この論証を**論証基本フォーム**と呼ばれる形式で書いてみると，図2のようになります。

　論証基本フォームは論証をわかりやすく表現するために使われる簡単な表現方法です。本書ではこのフォームをいろいろなところで使用します。ここでのキーワードは**経験的事実**，**非経験的事実**，**推測バー**，**飛躍（導出）**の4つです。

　論証基本フォームでは，**推測バー**という線を描き，その上に論証の前提となる根拠を書きます。会話例3では「患者Aさんは，よく同じ時間に夜のお薬を服用する」ということが根拠として書かれています。この，推測バーの上に書かれている内容は実際に患者さんAが服用した時間を「直接に観察し，経験することができる事実」です。このような事実を**経験的事実**といいます。

　一方，推測バーの下に書かれている「明日も同じ時間に飲まれるでしょうね」は明日の出来事を，根拠をもとに推測して導いた結論です。確かに，今までの観察によれば，患者Aさんは，よく同じ時間に夜の薬を服用していたのでしょう。しかし，実際に明日もそうするかどうかはわかりません。したがって，この結論は論証している時点では直接に経験によって確かめることができません。このように「直接観察し，経験することのできない事柄」を**非経験的事実**といいます。

　ここまで論証とは前提から何らかの結論を導く（導出）ことであると定義してきました。

6

```
                    経験的事実
根拠：患者Aさんは，よく同じ時間に夜のお薬を服用されます。
  推測バー ─────────────────────────       飛躍
                                          （導出）
結論：（だったら），明日も同じ時間に飲まれるでしょうね。
                  非経験的事実
```

図2　論証基本フォーム

それに追加して，ここで紹介した言葉を使って論証を表現するなら，**論証とは経験的事実から非経験的事実を導くこと**という言い方もできます。

推測バーは「経験できること」と「経験できないこと」というそれぞれ異なる世界に属するものを分けています。会話例3は日常的な会話ですが，大げさに言うなら，2人の看護師が話している内容は同じ世界に属していないのです。これを意識することはより複雑な議論をする際に重要になります。

図2では，推測バーの上から下に向かって矢印があり，そこに**飛躍（導出）**と書かれています。それは推測バーの上の「経験できる世界の出来事」から，推測バーの下の「直接経験のできない世界の出来事」を**推測して導いたこと**を示しています。つまり推測するにはある場所から別の場所にジャンプするイメージが伴うため，推測バーの上下の間で飛躍するという表現が使われています。つまり経験できる世界から推測バーを飛び越えて経験できない世界へ突入するという感じです。前提から結論を導くことを導出と言いますから，**飛躍を伴う導出**という言い方ができます（飛躍のない導出もあります。後でお話しします）。

飛躍を伴う導出とは前提となる根拠の中に「**含まれていない何か**」を結論で導くことを指します。重複しますが，このことを会話例3で確認しておきます。ここでは看護師1の「患者Aさんは，よく同じ時間に夜のお薬を服用される」という根拠から，看護師2の「明日も同じ時間に飲まれる」という結論/主張が導かれています。しかし，「患者Aさんは，よく同じ時間に夜のお薬を服用する」という事実が仮に正しいとしても，この文には「明日も同じ時

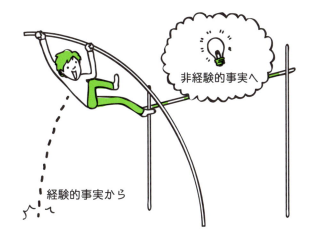

間に飲まれる」ということが意味的に**必ずしも含まれていない**ということです。これが、前提となる根拠の中に「**含まれていない何か**」を結論で導くということです。したがって、結論は必ずしも正しいというわけではありません。つまり、**飛躍を伴う導出をしている結論は必ずしも正しいわけではない**ということになります。

　飛躍をしないで結論を導出する場合と比較しておきます。「P。だから、Pである」とすると、飛躍はまったくありません。「今日は天気がいい。だから、晴天だ」といっているのと同じです。この場合、結論は必ず正しくなります。しかし、これでは生産性がまったくありません。論証に生産性をもたせるには、どうしても、「**Pである**」と言っておきながら、**Pの中に含まれていない何かであるQを推測して引き出す必要がある**のです。

1章のまとめ

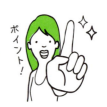

▶ 論理とは関係性のこと。単独の事実や主張だけでは論理は起動しない。論理は常に複数の事柄の間の関係に立ち現れる。

▶ 論理＝論証＝思考である。何らかの導出があれば、そこには必ず論理が発生し、それは思考したことになる。これらの言葉はすべて根拠となる前提から何らかの結論を導くことを指す。

▶ 「P. だから、Q.」という場合、Pであると言っておきながら、Pの中に含まれていない何かであるQを飛躍して引き出している。これを「飛躍を伴う導出」という。

▶ Pは直接に経験できる対象（経験的事実）だが、Qはそこから推測して導いたものであり、論証している時点ではQは直接に経験できないこと（非経験的事実）を指す。

▶ 飛躍を伴う導出の結果得られた結論は必ずしも正しいとはいえない。

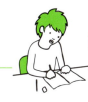

練習問題 1

1 次の文章でどれが根拠で，どれが結論/主張かを指摘してください。
1. 今日は天気がいい。散歩に出かけよう。
2. 何か食べようかな。お腹がすいてきたから。
3. 昨晩の夕食はイタリアンだったな。それじゃ，今夜は中華にするか。
4. 今日は，さぞ疲れているでしょう。だって，昨夜は夜勤だったんだから。
5. 雨が降ったらしいな。道が濡れているよ。

2 次の文章でどれが根拠で，どれが結論/主張かを指摘してください。
1. インフルエンザ患者の来院数が去年の同じ時期より増えている。感染が全国的に広がったのかもしれない。
2. 採血後の針跡から出血している。5分間指で押さえるのを忘れたのでしょう。
3. 脳のCT画像検査室へ患者さんが運ばれてきた。神経学的な症状が出ているかもしれない。
4. 帰宅してすぐに手を洗い，うがいした。だから，風邪をひくことはないはずだ。
5. 熱中症にかかったかな？ 暑いさなか半日歩いていたら気持ちが悪く，吐き気がしてきた。

3 次の文章（会話）から論証しているところを抜き出してください。
ヒント：論証を探すにはどの部分が根拠となって，どんな結論/主張が導かれているかを見つけなくてはなりません。ここではあえて，「根拠。だから，結論」のように，接続詞の「だから」を間に挟んでみてください。そして，結論部分が何らかの前提となる文に支えられている文を見つけてください。そこに論証が成立しています。

> 彼女は「自分の国の病院では出勤時間は自分で勝手に決めていいもので，個人の自由だ」と主張した。だから，いままで勤めた病院でもそれで通ってきたのだと言う。それで他の看護職員と言い争いになってしまった。それでも，彼女をなんとか説き伏せ，納得させることができたのは，誰が聞いても客観的な理由を彼女に示すことができたからだ。私は「あなたの国でも，市役所や銀行などの社会的責任を負っている職場では，勤務時間はきちんと決められている。だから，日本でも病院の出勤時間は守らなければならない」と言ったのである。

4 次の文章から論証している部分を指摘し，その根拠と結論/主張を示してください。

> なにかちょっとした事故にあって，医者が顔の傷を縫ってくれるとき，手術の道具にまじって気つけ用のラム酒が一杯おいてある。ところで，たいていの場合，このラム酒を飲むのは患者ではなくて付き添いのほうである。付添人は，手術について覚悟ができていないので，まっさおになり，気を失うのだ。このことから，モラリスト・ラ・ロシュ・フーコーのいうところとは反対に，われわれは必ずしも他人の不幸に耐えるに足る力をもっていないことがわかる。
>
> （アラン，2008，p.32 より引用）

練習問題 2

1 次に示す文章はそれぞれ論証している文章か，論証していない文章かを区別してください。論証している場合は論証基本フォームにしてください。なお，○番号は著者がつけたものです。

> ①先ほど，吃音を「障害」だと言いました。②確かに，社会制度的にも吃音は「障害」です。③しかし実際に当事者にインタビューをしてみると，その実感としては，吃音は障害というより「謎」に近いようです。④というのも吃音は，「言葉を発したい」という随意と，「発声をコントロールする」という不随意の間で起こる現象だからです。⑤言い換えれば，吃音は「わざでなんとかする」ことが，半分くらいしか有効でない障害なのです。
>
> （伊藤，2017，p.380 より引用）

2 次に示す文章はそれぞれ論証している文章か，論証していない文章かを区別してください。論証している場合は論証基本フォームにしてください。なお，○番号は著者がつけたものです。

①現在，医療の発展は目覚ましく，日本では医療制度は常に見直され，現状により適した方向に向けて整備されようとしている。②そのなかで看護は確固とした専門領域として，医療の世界でも社会一般でも認知されている。③もはや，「看護師は医師の行なう治療の補助者」という認識はみられない。④看護は，専門分化され複雑になった医療現場で，患者を医療の領域へ導き入れつつ，医療行為について服薬行動も含めて理解を深めてもらい，コンプライアンスを高める役割を担っている。⑤同様に，急速に進歩する医療現場において，患者は自分の病気や受けることになる治療について戸惑うことが多く，そうした患者への看護行為の領域は広がり，個々の患者を理解した上で，その患者に最も適した対応をとる必要性が高まってきた。⑥こうして，看護師は高い専門性をもつことが要求されるようになっている。

(波平，2017，p.158 より引用)

3 次に示す文章はそれぞれ論証している文章か，論証していない文章かを区別してください。論証している場合は論証基本フォームにしてください。なお，○番号は著者がつけたものです。

①高齢化の進展で，65歳以上がいる世帯が増加している。②厚生労働省「国民生活基礎調査」によれば，65歳以上がいる世帯の全世帯に占める割合は，1980（昭和55）年には24.0％だったが，2015（平成27）年には47.1％にまで増加した。③65歳以上がいる世帯のうち，最も多いのは「夫婦のみ世帯」（31.5％）だが，次に多い「単独世帯」は2015年には26.3％を占め，いまや高齢者がいる世帯の57.8％が夫婦のみか，一人暮らしとなっている。

(小谷，2017，p.378 より引用)

第1部 ▶▶▶ 基礎編

===== 練習問題 1 の解答と解説 =====

1

1. 今日は天気がいい [根拠]。だから，散歩にでかけよう [結論]。

2. 何か食べようかな [結論]。なぜなら，お腹がすいてきたから [根拠]。

3. 昨晩の夕食はイタリアンだったな [根拠]。それじゃ，今夜は中華にするか [結論]。

4. 今日は，さぞ疲れているでしょう [結論]。だって，昨晩遅くに旅行から帰って来たんだから [根拠]。

5. 雨が降ったのかな [結論]？ なぜなら，道が濡れているよ [根拠]。

2

1. インフルエンザ患者の来院数が去年の同じ時期より増えている [根拠]。だから，感染が全国的に広がったのかもしれない [結論/主張]。

2. 採血後の針跡から出血している [結論/主張]。なぜなら，5 分間指で押さえるのを忘れたのでしょう [根拠]。

3. 脳の CT 画像検査室へ患者さんが運ばれてきた [根拠]。だから，神経学的な症状が出ているかもしれない [結論/主張]。

4. 帰宅してすぐに手を洗い，うがいした [根拠]。だから，風邪をひくことはないはずだ [結論/主張]。

5. 熱中症にかかったかな [結論/主張]？ なぜなら，暑いさなか半日歩いていたら気持ちが悪く，吐き気がしてきた [根拠]。

3 答えを論証基本フォームにします。

解答 1

根拠：自分の国の病院では出勤時間は自分で勝手に決めていいもので，個人の自由だ。

結論：（だから，）いままで勤めた病院でもそれで通ってきた。

解答 2

根拠：自分の国の病院では出勤時間は自分で勝手に決めていい。

結論：（だから，）それは個人の自由だ。

　解答 1，2 では同じ文から異なる 2 つの論証が取り出されています。どの部分に注目するかで複数の論証が取り出せます。どちらも正解です。ところが，どこを根拠にするかによって，この論証以降の話が変わってきます。解答 1 では個人の自由までが根拠に含まれていますから，「勝手に決めていいこと」と「個人の自由」がどのような関係にあるのかに触れていません。しかし，一方，解答 2 の場合には，「勝手に決めていい」ということと自由の関係について議論をすることが可能です。すなわち，議論の焦点をどこへ向けるかによって論

証のあり方が変化するということです。なお，本書では，解答2のように根拠をより小さい単位でとる方針をとります。

根拠：いままで勤めた病院でもそれで通ってきたのだと言う。

結論：（だから，）他の看護職員と言い争いになってしまった。

根拠：誰が聞いても客観的な理由を彼女に示すことができた。

結論：（だから，）彼女をなんとか説き伏せ，納得させることができた。

根拠：あなたの国でも，市役所や銀行などの社会的責任を負っている職場では，勤務時間はきちんと決められている。

結論：（だから，）日本でも病院の出勤時間は守らなければならない。

4 付添人は，手術について覚悟ができていない [根拠]。だから，まっさおになり，気を失うのだ [結論/主張]。

=========== 練習問題 2 の解答と解説 ===========

1 ②で「確かに」という筆者が想定する社会という相手の考え方を一旦受け入れています。そして，③「しかし」で持論を展開している。これは正しい接続詞の使い方になっています。この部分は論証していません。
　次に，③，なぜなら，④という論証が見られます。⑤で「言い換えれば」という解説の接続詞があり，確かに④の内容よりはわかりやすい内容になっています。

根拠：④というのも吃音は，「言葉を発したい」という随意と，「発声をコントロールする」という不随意の間で起こる現象だ。

結論：だから，③その実感としては，吃音は障害というより「謎」に近いようだ。

第**1**部 ▶▶ 基礎編

1

①現在，医療の発展は目覚ましく，日本では医療制度は常に見直され，現状により適した方向に向けて整備されようとしている。②そのなかで看護は確固とした専門領域として，医療の世界でも社会一般でも認知されている。つまり，③もはや，「看護師は医師の行う治療の補助者」という認識はみられない。④たとえば，第一に，看護は，専門分化され複雑になった医療現場で，患者を医療の領域へ導き入れつつ，医療行為について服薬行動も含めて理解を深めてもらい，コンプライアンスを高める役割を担っている。⑤第二に，急速に進歩する医療現場において，患者は自分の病気や受けることになる治療について戸惑うことが多く，⑥そうした患者への看護行為の領域は広がり，⑦個々の患者を理解した上で，その患者に最も適した対応をとる必要性が高まってきた。⑧こうして，看護師は高い専門性をもつことが要求されるようになっている。

　この文章の前半は論証をしていません。一方，後半の一部に論証している箇所があります。それを確認するには書かれていない接続詞を書き込んでいくのがいい方法です（接続詞については第2章を参照）。接続詞を入れた文章で，文と文の関係を1つずつみていきましょう。

　②の下線部分の内容は，③の内容を含んでいると思われます。ですから，③は②の解説であり，言い換えになっています。そこで，③のはじめに「つまり」という接続詞を入れます。そして，③の内容のより具体的な事例が④となります。ですから，④の前に，「たとえば」という接続詞を入れてます。さらに，「第一に」という根拠の数を示す言葉を入れてあります。⑤のはじまりに，「第二に」とあるのは，④と⑤がそれぞれ③の具体的例になっているからです。

　ここまでは⑤も根拠かと思えるのですが，よくみると⑤の前半は根拠を示していますが，後半は結論になっていますので，論証が生じています。それをわかりやすくするために，⑥⑦を追加しました。すなわち，「⑤，⑥。だから⑦」という論証です。ここが論証と考えられるのは，⑤，⑥のなかに⑦が含意されていないからです。すなわち，⑤，⑥と言っておきながら，そこに含まれていない⑦を飛躍して導いています。
論証基本フォームは以下のとおりです。なお，⑧は②の言い換えです。

根拠：⑤第二に，急速に進歩する医療現場において，患者は自分の病気や受けることになる治療について戸惑うことが多い。
　　　⑥そうした患者への看護行為の領域は広がった。

結論：だから，個々の患者を理解したうえで，その患者に最も適した対応をとる必要性が高まってきた。

3 文章中に論証はありません。この文章は事実関係を報告しているものであり，そもそも，論証を必要とする内容ではありません。

▶ ▶ ▶ 基礎編

第 2 章

接続表現──文と文の関係を
明確にする

　一般に，私たちが読み書きするものは複数の文からなっています。このとき，ある文とその次に出てくる文は意味的に関係していなければなりません。つまり，互いに意味的に関係のない文を書き連ねても，読みものとしてなんら意味が生じないのです。

　文と文の間の関係性を扱うこと＝論理ですから，論理的な文章を書くには接続詞が欠かせません。接続詞が使われていない文章，それはほぼイコール論理的な関係について不明な文章と言っていいでしょう。この章では，文と文との関係を明確にするための接続詞についてお話しします。

2-1 ▶ 文と文を接続させるということ

　まずは，次の文章を読んで，妙だなと感じる点を挙げてください。

例文

　①日本において小学校から英語を教える必要があるだろうか？ ②日本における英語の初等教育は必要ないと考えている人がかなり多いのではないだろうか？ ③しかし，必要ないと考えている人たちが，皆同じような理由で同じように英語の初等教育に反対しているわけではない。④しかも，日本語がまだちゃんとできていない内に，外国語を勉強すると日本語での思考に悪影響が出るのではとの行き過ぎた心配の声も聞く。⑤だから，英語の初等教育は必要ないとする主張の裏づけの根拠もさまざまである。⑥なぜその教育が必要ないとするかの理由も人によって相当に違っているのだ。

第1部 基礎編

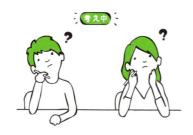

　この文章を読んでみて，もし「特におかしい箇所はない。別に違和感はない」と感じられたとしたら，あなたは論理的に病んでいるかもしれません。実はこの文章は問題だらけの文章で，相当に重症です。治療にかかりましょう。

　この文章は第1章でお話しした「論証」という点でも問題があるのですが，それは後回しにして，接続表現という観点から治療を始めます。

　まず，①の内容を受けて，②で「日本における英語の初等教育は必要ないと考えている人がかなり多いのではないだろうか？」とあります。これは疑問形になっていますが，「〜と考えている人がかなり多い」という主張と考えていいでしょう。その②を受けて③は「しかし，必要ないと考えている人たちが，皆同じような理由で同じように英語の初等教育に反対しているわけではない」となっています。ここで注意したいのは，②では「英語初等教育を必要としないと考える人が多い」と言っているだけです。すなわち，「英語初等教育不必要派の人数」にしか言及していません。一方，③では，英語初等教育不必要派が「英語教育を必要としないとする理由が皆同じでない」と言っています。すなわち「英語初等教育不必要派の意見の多様性」について言っているのです。ですから，③は，②の言いたいこととは関係のない話を展開していることがわかります。

　②と③の事例のポイントは，文が伝えようとする言葉の中心的な意味を，その後にくる文が引き継ぐことが「論理的に書くこと」であるという点です。③は②に対する反対意見でも，異なる意見でもなかったのです。このような場合，②と③は**意味的に，論理的に結合していない**といいます。ですから，ここでの「しかし」の使い方は誤っていたのです。

　③は「英語初等教育が不要であるという意見の多様性」についての発言で，異なるさまざまな意見の具体的な内容についての言及ではありません。ところが，その内容を受けて，④では「しかも，日本語がまだちゃんとできていない内に，外国語を勉強すると日本語での思考に悪影響が出るのではとの行き過ぎた心配の声も聞く」となっています。あとで詳細にお話ししますが，接続詞の「しかも」は，この接続詞が使われる前の内容のある主張部分を支持し，かつ強調するときに使われます。ところが④の頭にある「しかも」で強調したい内容である「外国語の早期の勉強が日本語の思考に悪影響をもたらす」は，③の内容とはどこも合致していません。ですから，ここでは「しかも」は使えないのです。

　⑤は「だから」から始まっています。これは前章でお話しした論証をする際に使う接続詞です。結論，帰結を導くときに使われるため，⑤より前の内容が前提（根拠）となり，⑤が導かれるということになるはずです。つまり形の上からは「④。だから，⑤」となっていま

すので，この接続詞の使い方は誤っていません。

問題は④です。「外国語を勉強すると日本語での思考に悪影響が出る」というのは「英語初等教育が不必要だ」と考える人たちの1つの意見にすぎません。ですからこの内容は英語教育に反対する人たちの間の<u>さまざまに異なる意見</u>を提示しているわけではありません。であるにもかかわらず，⑤では「必要ないとする主張の裏づけの根拠もさまざま」であると結論づけています。つまり④から⑤の内容は導けませんので，論証上の誤りを含んでいます（これについては第3章の帰納的論証で詳細に取り上げます）。

最後の⑥ですが，⑤の「だから」を受けての帰結の1つと考えられます。そして⑤の「裏付けの根拠」と⑥の「理由」を同じ内容と考えるなら，⑥は⑤の言い換えとみていいでしょう。その場合は，「⑤。すなわち，⑥」という具合に解説の接続詞「すなわち」を入れるとわかりやすくなります。

接続詞を正確に使うことと，論理的であることは同じことです。ですからレポートを書く，読むという場合に，意識的に接続詞に注目することが自分を論理的にするトレーニングになります。論理とは語と語の関係に敏感になるということにほかならないのです。

2-2 接続詞を使って論理的に文章を書く・読む

接続には**順接と逆接**があります。順接というのは，ある結論/主張が出され，それがそのまま保たれ，その結論/主張の内容を肯定する形で議論が進んでいくような場合を指します。一方，逆接というのは，ある結論/主張が出され，次にその議論の方向や流れを変えるような接続関係のことを指します。逆接が使われる場合は，それまでの結論/主張が修正・変更されたり，まったく別の結論/主張が出されたりします。以下，接続詞を含む接続に使われる言葉をすべて含めて接続表現として扱います。なお，接続詞の分類に使われている用語は野矢（1997）に準ずることにします。

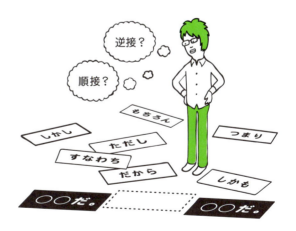

第1部 ▶▶ 基礎編

接続詞のリスト

> **順接の接続**
>
> （1）付加する：そして，しかも，むしろ
>
> （2）解説する：すなわち，つまり，言い換えるなら，まとめると，要約すると
>
> （3）論証する：だから，したがって，なぜなら
>
> （4）例を出す：たとえば
>
> **逆接の接続**
>
> （1）転換する：しかし，しかしながら，～だが
>
> （2）制限・補足する：ただし，もっとも
>
> （3）対比する：一方，他方，それに対し，だが，しかし
>
> （4）譲歩する：確かに，もちろん

2-2-1 順接の接続

　順接の接続詞は（1）主張を付け加えるとき，（2）解説するとき，（3）論証するとき，（4）何かを例に出すときに使います。

1. ある主張をし，それに主張を付け加えるときに使う接続表現

　あることを言っていて，それにさらに主張を付け加える際によく使われる接続詞には「そして」というのがあります。これは頻繁に使われますが，「そして」で接続される文と文の間に強い論理的関係が生じるわけではありません。たとえば，「①買い物に出かけた。そして，②帰りに郵便局に立ち寄った」という場合，時系列的に生じたことを並べてたという程度であり，それ以上に①と②の関係性はありません。ここでは「そして」についての解説を省略します。主張を付加する接続詞として，「**しかも**」，「**むしろ**」を取り上げます。

例1

> この蕎麦はおいしい。しかも，喉越しがいい。

　例1の場合，単に「この蕎麦はおいしい。そして，喉越しがいい」という場合に比べて，

18

表現から伝わってくる内容に深みが出てきます。「A，しかもB」というときには，主張B が単に主張Aに追加されるだけではありません。つまり主張Bは，主張Aが言いたい内容 とその志向が一致しつつ，そのうえ，さらに主張Aの志向を裏づけて，主張Aをさらに推 し進めるという感じが生じます。

例2

> この患者さんは看護師さんから丁寧な看護を受けていた (A)。しかも，家族の精神的サ
>
> ポートがすばらしかった (B)。だからこそ，回復が順調だったのだ (C)。

　この例では「(A)。だから，(C)」という論証の形が見られます。ここで (B) が (A) に追 加されることにより，(C) への帰結がさらに強化されたことになります。この例からもわか るとおり，「しかも」の使用により，(B) が単に (A) に付加されるだけでなく，両者が合体 することにより，さらに強い主張が作られることになります。

　接続詞「むしろ」の場合は，「Aではない。むしろ，B」のように，2つの選択肢があり， そのうちのどちらか一方を選択することを表す際に使われます。選択肢の最初のAがまず は否定されます。しかし，否定しただけではなく，後者のBを選ぶ際，Bのほうが肯定的 に扱われるという特徴があります。つまり前半に否定が現れ，後半に肯定が現れるというこ とです。

例3

> セミリンガルとは単に二か国語が話せるということでない。むしろ，二か国語ともうま
>
> く機能していない状態をさすのだ。

　この例では，セミリンガルという言葉がバイリンガルと同様，二か国語を使えるという積 極的意味をもつ言葉かと思いきや，「いや，違う」と言っています。それではセミリンガル とは何かというと「実は，二か国語ともうまく使えない中途半端な状態である」という主張 が，前半の主張に付加されたことになります。

2. あることをよりやさしく解説したり，言い換えたりするときに使う接続表現

　解説をする場合に使われる接続詞には，「すなわち」「つまり」「言い換えるなら」「まとめる と」「要約すると」などがあります。これらの接続詞の後に書かれる内容は，接続詞より前に

言っていることを，a) **まとめて述べる**，b) **大雑把に示し，ついで内容を詳しく述べる**，c) **さらにわかりやすくする**，ということをしています。解説の接続詞の前後ではその抽象度に変化がなくてはなりません。つまり，「**すなわち**」や「**つまり**」，「**言い換えるなら**」といった**接続詞**の前で言っている抽象度の高いわかりにくい表現を，その接続詞の後ではよりわかりやすい具体的な表現に変えるということです。

例1

> 平均して，海水の水分濃度は約35パーミールである。つまり，海水1000に対して塩35が溶けていることになる。
>
> （ファードン，2017より改変）

例2

> ①今ではインターネットを通じてありとあらゆる大量情報が簡単に瞬時に手に入る。②このような情報の増大は人間の意思決定をいままでより簡単なものにするような感じがする。しかし，③実際はその逆である。つまり，④情報があればあるだけ，人間の対象認識，事実認識が曖昧になり，問題解決をする力を弱めてしまうのである。
>
> （印南，1997より改変）

　例2では，③の前の「しかし」によって文の流れが変えられています。③「実際はその逆である」と，まずは主張をb) 大雑把に示し，ついで逆の内容を詳しく述べています。

例3

> コーヒー消費量と仕事の生産性との間に強い正の相関がみられたということによって，「コーヒーを飲めば生産性が上がる」という因果関係があるとするのは早計である。厳しい上司の存在などの隠れた変数が介在している可能性がある。つまり，上司が厳しいほど仕事の生産性は上がり，上司が厳しいほどストレスがたまるので，より多くのコーヒーを飲んでいたのである。
>
> （印南，1997より引用）

例3では「隠れた変数が介在している」と難しい表現が使われています。その意味内容は「つまり」以降がよりやさしく教えてくれています。隠れた変数とは，上司が厳しいなどストレスがたまる，ということを示しています。

例4

仮に実際にものが目の前にあっても，それを見ているのではなく，視覚を手掛かりに心の中でそれを創り上げていると考えることは可能だ。言い換えるなら，机を見るということは心の中の机の絵を見るようなものだ。

例4は，ものを見るというが，見るという行為は目で見ているのではなく，心の中で見ている対象を内的に創り直すということであると主張しているわけです。それが何を言わんとしているのか，直感に訴えるように理解することは難しいです。そこで，外界にあるのではなく，心の中に絵があって，見ているのはその心の中の絵であると言いたいのでしょう。

「A。つまりB」という場合，BがAの結論になることがあります。たとえば，「①人込みの駅のホームや，学生であふれている校内の階段で歩きながらスマホを使うのはとても危険である。つまり，②他者に対して配慮するべきなのだ」がそれにあたります。ここでは，「つまり」以降の②が①の言い換えになっているわけではなく，①から導いた結論になっています。この場合，「つまり」は論証するときの，帰結を導く接続詞として使われています。レポートなどフォーマルな文章を書く場合には，帰結の接続詞には「だから」「したがって」を使いましょう。

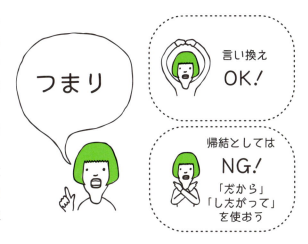

3. 論証するときに使う接続表現

論証の接続詞とは何らかの理由を出し，そこからの帰結として結論を導く場合に使う接続詞のことです。理由を示す場合には「なぜなら」「というのも」「その理由として」などを使います。一方，結論を導く場合には，「だから」「したがって」を使います。

また，「今日は暑いので」「このラーメンはおいしいから」のように，文の末尾につけられ

る「〜ので」「〜から」も結論を導く場合に使われます。「だから」「したがって」のように文から独立せずに使われるため，それが結論を導くための表現であることに気がつかないこともあり，注意が必要です。

例1

> このパソコンの使い方がよくわからない。なぜなら，マニュアルに書かれている日本語が間違っているからだ。

例2

> この冬はいつもの年よりインフルエンザの感染者が多い。だから，ワクチンが不足するのではないだろうかと心配だ。

例3

> 日本では高齢者人口が急激に増えているので，精神科専門病院と同時に介護施設を兼ねている施設の需要が増えるだろう。

　例3のような文章は「日本では高齢者人口が急激に増えている。だから，……」と読む習慣をつけるといいでしょう。それによって，論証が生じている最小単位をつかむことにつながります。

4. 何かを例に出すときに使う接続詞

　より具体的な事例を出すときには「たとえば」が使われます。「たとえば」は複数の異なる使い方があります。①何か抽象度の高いことについて話したあと，その内容を具体的に示す例を出す場合，②論証における「なぜなら」という理由を示す場合があります。

例1

> 看護にはさまざまな仕事が含まれている。たとえば，患者さんのケアをはじめ，カンファレンス，医師との意見交換等々である。

この文での「たとえば」は仕事の具体的な内容を示す際に使われています。

例2

> 最近の医療の機械技術は非常に高度である。たとえば，手術する場合にもロボットが使われる。

この文では，高度な医療技術の一例として手術用ロボットがあるというように読めば具体的事例の提示ですが，「手術する場合にはロボットが使われる。だから，最近の医療機械技術は高度である」という論証にも読めます。この場合は，「たとえば」は「なぜなら」という意味で使われています。みなさんがレポートなどで使う場合は，「たとえば」はあくまでも例を出す場合に使用してください。

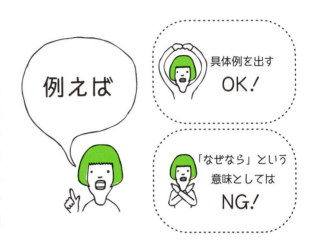

2-2-2 逆接の接続

ある主張に対し，その主張の方向や流れを変えるような対立的主張が出される場合，逆接の接続詞，接続語句が使われます。逆接の接続詞には，(1) **転換するとき**，(2) **制限・補足するとき**，(3) **対比するとき**，(4) **譲歩するとき**，に使うものがあります。それぞれ実際に例をみていきます。

1. 今までの主張の内容と異なることを持ち出すとき（転換）に使う接続表現

ある主張が出され，ついでその主張と対立する主張が出される場合，これを**転換の接続関係**と呼びます。転換を示す接続詞には「**しかし**」「**しかしながら**」「**〜だが**」があります。たとえば，「この薬は非常に効果がある。しかし，副作用も強い」「この薬は安いが，非常に効果がある」という場合，後半の主張に重点が置かれることが多いです。

「この薬は非常に効果がある。しかし，副作用も強い」の場合には，効果と副作用が直接に対立しているということではありません。そうではなく，「効果があるという肯定的な内容」と「副作用という否定的な内容」が対立しているのです。一方，「この薬は安いが，非常

第1部 ▶▶▶ 基礎編

に効果がある」の場合には，「安いので問題があるのではという否定的予想」と「実際の効果という肯定的な内容」が対立していることになります。

例1

①相関関係が確立されるのは，Xが見つかったときにはいつでも，Yも見つかる可能性が高い場合，もしくは，ある人物または人々がXという特徴をもつときにはいつでも，Yという特徴をもつ可能性が高い場合である。②しかし，このようなつながりを発見したからといって，そのこと自体はXがYの原因であるとわれわれに語るわけではない。

（トムソン，2012より引用）

例1の「しかし」の使い方は②の主張のどの部分についてその流れを変えようとしているか，一見明らかではありません。そもそも，因果関係と相関関係は別のことですから，「しかし」で転換する必要のない内容同士です。にもかかわらず，「しかし」が使われています。

からくりは①と②の間に書かれていない論証があるということです。2つの出来事に因果関係がある場合は両者に必ず相関関係があるのですが，相関関係があるからといって因果関係があるわけではないことはよく知られています。そのため，この筆者は①を根拠に，「だから，あなたは，XがYを引き起こす原因だと考えているかもしれませんね」という論証をし，その論証の主張を「しかし」で否定している形になっています。ところが，この論証は書かれていないため，「しかし」が転換するべき対象が見つからなかったのです。

例2

それでは，言語をもつ人間は，特別な存在なのだろうか？ 道具を使うチンパンジーはいても，楽器を演奏したりチェスを指したりする類人猿はいないわけだから，言語に限らずとも人間と動物の知的能力の間には，はっきりした境界がある。しかし，大多数の生物学者は，人間と動物の違いがほとんどないと考えており，言語を持つかどうかを人間と動物の明らかな境界だとは見なしていない。

（酒井，2004より引用）

例2の「しかし」は一番わかりやすい使い方です。前半は，人間と動物は知的に異なっていて，両者はその点で区別されると言っています。一方，「しかし」をはさんで後半では，

24

両者に違いはないと言います。レポートなどを書く場合には，このように「しかし」の前後で話の内容の方向が明確に変化する場合に使ってください。

2. あることを制限したり，補足したりするときに使う接続表現

制限とは但し書きのことです。接続詞「**ただし**」「**もっとも**」が使われます。たとえば，「この本は子ども用に書かれている。しかし，内容は難しい」という場合は，後半の「内容が難しい」ことが主張です。一方，「この本は子ども用に書かれている。ただし，内容は難しい」という場合，あくまでも主張は前半の「この本は子ども用に書かれている」であり，内容の難しさはそれを補足しているだけです。

例1

> 通常，教場での定期試験には筆記用具以外，いかなる物も机の上に置いてはならない。ただし，論理トレーニングに関する科目はそのかぎりではない。論理的問題は参考書をはじめとする本などに書かれている知識だけでは解けないからだ。

例2

> 脳が重度の損傷を受けると一般に回復が難しいことが知られている。そこで，人の死を規定する法律は脳死を重視している。もっとも，何をもってして死とするかについての人々の意見が統一されているというわけではない。

例1，2ともに主張は「ただし」「もっとも」より前に来る部分です。これらの接続詞はあくまでも補足的に機能していて，但し書きの役目をしています。

3. 複数の事柄を比べる（対比）ときに用いる接続詞

「**一方**」「**他方**」「**それ（これ）に対し**」「**だが**」「**しかし**」などが対比の接続詞です。「しかし」は転換のところにも登場しましたが，対比という文脈でも使われます。また，対比の接続詞を使う場合には，対比される2つの対象に**共通点と相違点**がなくてはなりません。たとえば，「この本は読みやすいが，あの本は読みにくい」という場合，両者には本という共通点と，読みやすい，読みにくいという相違点があります。これを満たしていないと何と何が比較されているかわからなくなります。

第1部 ▸▸▸ 基礎編

例1

> 脳の損傷部位が後頭葉にあると視覚系に障害が出る。一方，損傷部位が前頭葉にあると，運動系に障害が出る。

　例1の場合は，共通点は脳に損傷があることで，相違点は損傷部位と症状ということになります。

例2

> 精神病理の障害を治療する際，ある研究者は症状を行動上のものとしてとらえようとする。これには行動記述にあたり主観が混入する。他方，他の研究者は精神病理とその治療を，より客観的身体的指標である脳波，血液の化学組織に見出そうとしている。

　例2の場合は，共通点は精神病理の治療であり，相違点は主観的行動記述と客観的身体的指標です。

例3

> アメリカでは現在でも神がすべての創造主であると信じる人が多くいる。つまり，ダーウィンの進化論を否定するというわけである。これに対し，日本では進化論論争は起こっていない。1940年に『進化論講話』が出版されたときも，中学生の間まで熱心な読者がいたほどで，進化論は極めて平穏に日本人に受容されてきた。
>
> （池内，2008，p.15 より改変）

　例3の共通点は国であり，相違点はアメリカにおける進化論の否定と，日本におけるその受容ということになります。

例4

> 一般市民は，このまま科学が発達すれば，原発事故のような恐ろしいことが起こるかも

26

しれないと不安に感じている。これに対し，科学者は責任を感じているようには見えない。それどころか，必ず科学の安全性だけを強調し，失敗していることについて謝罪する態度がみられない。

　例4では対比における共通点は科学であり，相違点は一般人が科学に対して不安に思っているのに対して，科学者が一般人の不安については共感していないことでしょう。

例5

　人文科学系のレポートでは，引用をして，その著者の考え方を批判し，自分の考え方はこのように違っているのだという形で，彼我の対比を明確化する目的のものが多い。それに対して，科学技術関係のレポートでの引用は，ほかの人の到達点がここまでであって，その上に自分は何をし，どこまでこれを進めたかという，学問の進歩という路線上での刻み，到達点を示すものが多い。

（長尾，2001，pp.126-127 より改変）

　例5では対比における共通点は学術レポートです。相違点は人文科学と科学技術系の書き方です。人文系では「他者を引用して，その著者の考え方を批判し，自分の考え方はこのように違っているのだという形で，彼我の対比を明確化する」ことが取り上げられています。そして，それと，科学技術系では「ほかの人の到達点がここまでであって，その上に自分は何をし，どこまでこれを進めたかという，学問の進歩という路線上での刻み，到達点を示す」ということが対比されています。

4. 相手に一旦譲歩し，後で自分の意見を言うときに使う接続表現

　誰かがある主張をしていて，その主張に自分も一旦は同意します。しかし，その後に自分が本来主張したかったことを提示するような場合が譲歩です。譲歩の接続詞には「**確かに**」「**もちろん**」があります。

　たとえば，「確かに，この本は入門書だ。だけど，難しすぎる」という使い方です。「確かに」を使う場合，自分自身に向かって発せられているのではなく，誰かに向けて言っています。たとえば，相手は「この本は入門書だ」と主張している。そこで，こちらも入門書であることは認めようと相手の主張にまずは譲歩して同意します。この後，「しかし，難しすぎる」と自分の主張を述べるわけです。

第1部 ▶▶ 基礎編

「もちろん」も同じように使われますが，「確かに」がある特定の相手の主張に対しての譲歩として使われるのに対して，「もちろん」はより広い「世間がそう言っている」という一般的通念に対して譲歩して，主張にまず同意するニュアンスがあります。一旦譲歩し，その後自分の主張をするため，全体として「確かに」「もちろん」，「しかし」という形式になります（野矢，1997）。

例1

> 確かにもっと広い空間を独り占めして，貧しい資源を大盤振る舞いしてもらえると想像するのは素敵なことだ。しかし，そうなると「余計」なのは誰なのか？ 誰にそれがいえるのか？ 自分こそがその「余計」な千人の，あるいは百万人の，あるいは十億人のうちの一人ですと，何人の人が言うだろう？
>
> （ファードン，2017 より引用）

例2

> ローレンス・オリヴィエは 1948 年に『ハムレット』の映画を製作するにあたって，二時間半以内におさまるようにカットして貼り合わせ，自分流の版に仕立てたので，脚本のクレジットにはシェイクスピアと並んでオリヴィエの名も連ねられた。（中略）もちろん，そのようにカットすると，戯曲の新たな側面がクローズアップされることもあれば，短縮版ならではの実用的な魅力もあるから，それはそれでやってみる価値はある。しかし，それを決定版と見なすわけにはいかない。どの版がシェイクスピアの意図に合っていたのかは誰にも断言できないが，現在出版されているほとんどの版は，おそらくはそれに近いものだろう。
>
> （ファードン，2017 より引用）

レポート以外の一般的な書物では，筆者がいろいろな考えを縦横無尽に出しながら，ここで学習したさまざまな接続詞を登場させます。「確かに」などという譲歩を一旦みせておきながら，その直後に自分の言いたいことを言うなどのこともします。一方，学術レポートでは考えを縦横無尽に出すことはできません。論証を中心とした明確な論理だけを使って議論を進めます。そこでは，「確かに」などと言って先行研究を一旦受け入れるようなそぶりを

し，直後に自分の主張をするというようなことはしません。ですから，実際にレポートなどを書く場合の接続詞はある程度は限定されてきます。

2章のまとめ

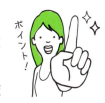

- ▶ 思いついたままに文章を書き連ねるとき，私たちは文と文の接続についてあまり考えていない。そこで，一旦書いたものについて，順接，逆接の接続詞を使って文と文の関係を再度考えることが重要である。
- ▶ 論理は複数の事柄の間の関係性であり，まさに，接続詞を正確に使うことと論理は表裏一体と言える。
- ▶ 一見論証していないような文章であっても，1つひとつの文を丁寧に読むと，そこに論証が潜んでいる場合がある。それを発見するときに使うのも接続詞（例：「だから」を挟んでその前後を検討する）である。

練習問題 3

1 [　] の中から適切な接続詞を選びましょう。

教室でディスカッションや議論をする際，自分の意見を言ったり，質問をすることができると，そのディスカッションや議論は質の高いものになる可能性が高い。(a) [さらに / しかし / ただし]，意見を出し，コメントできる人が多ければなおいいだろう。(b) [そして / しかし / ただし]，多ければそれでいいというわけではない。発言される意見や質問がその場での思いつきであってはならないのだ。(c) [そして / しかし / ただし] 議論ではなく，ブレインストーミングの場合はむしろ事前にじっくり考えたことを表明するより，場当たり的でもいいだろう。(d) [そして / しかし / ただし] アイデアが出尽くすまで考えを出し続けることがポイントである。

2 [　] の中から適切な接続詞を選びましょう。

西洋では昔から自由はもっとも基本的な人権の1つとされてきた。あまりにも深く根付いている権利だから，自由が制限されると言われたら少なくともいらいらするし，最悪だと徹底抗戦の構えになる。「自由を放棄するのは人間でいることを放棄することだ」とルソーは言った。もちろん，この世には自分1人だけではないというのが問題で，どんなに自由な文化に生きていても常に好きなことができるわけではないのだ。(a) [つまり / なぜなら / だから]，好きなように他人からものを奪ったり他人を叩いたり殺したりはできない。(b) [だから / しかし / なぜなら]，自由は制限される場合があるのが当然だと私たちは承知している。犯罪者なら刑の宣告によって身体的自由を奪われるかもしれない。攻撃的な文章を書く人たちは名誉毀損罪によって表現の自由が制限されると思うかもしれない。(c) [なぜなら / したがって / しかし]，これはすべてホッブスやロックたち哲学者がいう「社会契約」の一部なのだ。自分の自由の一部を国家に差し出す代わりに国家に秩序を維持してもらうという考え方である。ルソーは，人は生来の独立性を放棄するのと引き換えに本物の自由を得られると言った。

（ファードン，2017 より改変）

3 次の文章から対比の構造を取り出しましょう。

> その学問領域がなんであれ，私たちはその領域が語る言葉に注目するのはもっとも
> なことです。たとえば，心理学を学ぶには「心理学が」語る言葉を勉強し，それを覚
> えようとします。たとえば，心理学が使用する用語には性格，発達，学習，知覚，
> 認知，運動，感覚，老化などさまざまなものがあります。これらはすべて心理学が
> 語る言葉です。一方，心理学を俯瞰しながら学ぶにはそれだけでは不十分です。そ
> れには「心理学を」語る言葉も勉強する必要があります。心理学を語る言葉には観
> 察，調査，実験，サンプリング，仮定，仮説，反証，統計処理，論証，実証，仮説
> 検証，実験補助仮定などがあります。これらはすべて「心理学を」語る言葉です。

4 次の文章に必要な接続詞を適切な場所に入れましょう。なお，○番号は著者がつけたも
のです。

> ①物理学や生物学などいわゆる「自然科学」は，「解明する」ことをゴールとしてき
> た。②そこで培われてきた「研究」という実証的な知の構築方法は，「解明する」た
> めの体系的な探索技法である。③看護学は，「解明する」だけでは不十分で，「実践
> する」ことで初めて意義をもつ学問だと私は考えている。④いまこの瞬間も世界の
> あらゆる場所で，健康問題に苦悩するあらゆる人々や集団に寄り添い展開されてい
> る看護実践の質，それが向上するために捧げられるべきものである。
>
> (坂下，2017，p.75 より引用)

第1部 ▶▶ 基礎編

5 次の文章の（ ）に適切な接続詞を入れましょう。なお，〇番号は著者がつけたものです。

①舞台に出るとき死ぬほど恐ろしい思いをするピアニストも，演奏をはじめるやいなや，たちまちなんでもなくなってしまう。②これはなんと説明したもんだろう。③そのときはもう恐れることなど考えないのだ，という人があるかもしれない。④それもまちがいではない。（ a ），⑤私は恐れそのものをもっと立ち入って考察し，芸術家がそのしなやかな指の運動によって恐怖をゆさぶり，これを追いはらってしまうのだと理解したい。（ b ），⑥われわれの体という機械ではすべてがもちつもたれつの関係にある。（ c ），⑦胸が楽になっていなければ指も楽にならない。⑧しなやかさは，こわばりと同様，あらゆるところに侵入する。そして，⑨うまく統御された肉体のなかには，恐れはもう存在することができないのだ。（ d ），⑩本当の歌や本当の雄弁がやはり同じように気持ちを落ち着かせるのは，この調子のととのった活動があらゆる筋肉に及ぼされるからである。

(アラン，2008 より改変)

6 次の文章の（ ）に適切な接続詞を入れましょう。なお，〇番号は著者がつけたものです。

①近年，核家族化の進行，地域のつながりの希薄化の社会構造の変化にともない子どもを育てる環境は著しく変化している。（ a ），②母親の育児不安やこころの問題が顕在化してきている。（ b ），③妊娠，出産は母親の身体に大きな変化をもたらすと同時に，精神面にも影響を与えるのだ。（ c ），④具体的には特に産後数週間から数か月は女性のライフサイクルのなかで，もっとも精神障害の発生率が高い時期にあたる。（ d ），⑤こうした精神的問題は，育児に支障をきたすことがあり，子どもの虐待につながるリスクがある。（ e ），⑥このような背景を受け，周産期のメンタルヘルスケアの必要性は重要視されている。

(江藤，原田，2017，p.281 より改変)

=========== 練習問題 3 の解答と解説 ===========

1 (a) さらに　(b) しかし　(c) ただし　(d) そして

2 (a) つまり　(b) だから　(c) しかし

3 「心理学を学ぶこと」と「心理学を俯瞰しながら学ぶこと」が対比されていて，両者には「学ぶ」という共通点があります。さらに，「心理学が語る言葉」と「心理学を語る言葉」が相違点になっています。

4 ①と②の間に「つまり」，②と③の間に「しかし」，③と④の間に「だから」が入ります。

②は①の解説，言い換えになっています。そこで，「①。つまり，②」となります。③は②を否定しているので，ここは逆接の接続詞「しかし」が③の前に入ります。次に③は「看護は実践することで意義がある」とあります。この内容に④の「看護実践の質が向上するために捧げられるべき」は含意されていません。したがって，ここは論証していますので「③。だから，④」となります。

「③。すなわち，④」ということも考えられます。しかし，「すなわち」は本来，解説の接続詞です。解説の接続詞の後に書かれる内容は接続詞より前に言っていることを，a) まとめて述べる，b) 大雑把に示し，ついで内容を詳しく述べる，c) さらにわかりやすくする，ということです。ところが，ここでの「すなわち」はこれらの用法に当てはまりません。「③。すなわち，④」とすると，「すなわち」が帰結を導く接続詞として使われていることになります。この使用法は必ずしも誤りではありませんが，論証を中心にレポートなどを書いている場合，帰結を導く場合には「だから」「したがって」を使用するべきです。仮説・換言の接続詞の使われ方は曖昧な場合があるので注意が必要です。(p.19「**2.** あることをよりやさしく解説したり，言い換えたりするときに使う接続表現」を参照)

5 (a) しかし　(b) すなわち/つまり　(c) だから　(d) なぜなら

(a) の前は「それもまちがいではない」と言っています。それに対して，(a) の後は，「ピアニストも，演奏をはじめるやいなや，たちまちなんでもなくなってしまう」ことの理解を別の方法でしたいとしています。そこで，ここは「しかし」が入ります。

次の (b) が悩ましいです。恐ろしい思いをするために手が動かないと結論できそうですが，実際はしなやかな指の運動が先行することで，恐怖をゆさぶり，これを追いはらってしまうとしています。つまり，恐怖はなめらかな運動を阻害するが，なめらかに運動すれば恐怖が和らぐと言っているのです。このことを「われわれの体という機械ではすべてが<u>もちつもたれつの関係</u>にある」と言っています。⑥は⑤の言い換えになっているのです。そこで，(b) には「すなわち/つまり」が入ります。

(c) にも「すなわち/つまり」が入りそうですが，ここは「だから」が入ります。なぜなら，⑦にある「楽」ということが⑥「もちつもたれつの関係にある」の中には含まれていないからです。⑦は⑥から飛躍した結果と考えられます。そこで，(c) には「だから/したがって」が入ります。⑩は⑨の理由になっているので，(d) には「なぜなら」が入ります。

6 (a) だから　(b) つまり　(c) たとえば　(d) だから　(e) したがって

(d) に「さらに」が入りそうな感じがしますが，よく見ると，④は「もっとも精神障害

の発生率が高い時期にあたる」としており，「時期」についてしか言及していません。ところが，⑤は「精神的問題は，育児への支障，子どもの虐待リスク」に言及しています。つまり，⑤の内容は④に含意されておらず，飛躍を伴う導出がなされています。そのため，(d) には「だから」が入ります。

論証 1

根拠：①近年，核家族化の進行，地域のつながりの希薄化の社会構造の変化にともない子どもを育てる環境は著しく変化している。

結論：だから，②母親の育児不安やこころの問題が顕在化してきている。

論拠：子育てには母親をとりまく環境の安定性が重要である。

論証 2

根拠１：③妊娠，出産は母親の身体に大きな変化をもたらすと同時に，精神面にも影響を与える。

根拠２：④特に産後数週間から数か月は女性のライフサイクルのなかで，もっとも精神障害の発生率が高い時期にあたる。

中間結論：だから，⑤育児に支障をきたすことがあり，子どもの虐待につながるリスクが指摘されている。

論拠：子どもを育てるには母親の安定した精神状態が不可欠である。

最終結論：だから，⑥このような背景を受け，周産期のメンタルヘルスケアの必要性は重要視されている。

論拠：問題が生じることを防ぐためにはメンタルヘルスケアが重要だ。

　③は②の言い換えになっています。さらに，④は③の具体事例です。論証としては③④を根拠として⑤を導く形になっています。さらに，⑤が根拠となって⑥が導かれていて，⑥が最終的な結論/主張です。中間結論に関する解説は第4章をご参照ください。

▶▶▶ 基礎編

第 3 章

論理的に考える方法 ―帰納的論証

　第1章を振り返りましょう。論証とは，前提となる根拠から何らかの結論/主張を導出することです。そして，論証の要素は①前提/根拠，②結論/主張と，①から②の導出の3つからできています。さらに，論証では経験的事実としての根拠から飛躍を伴う導出の結果，非経験的事実として結論を出すのです。つまり，根拠Pといっておきながら，その根拠Pに含まれない何かであるQを結論として導いています。

　このように前提に含まれていない内容を結論で導く論証を**帰納的論証**といいます。換言するなら，**帰納的論証**とは仮に前提が正しいとしても，導出された結論が必ずしも正しくないような論証のことを指します。この章では，帰納的論証の3要素について詳しく考えてみることにしましょう。

3-1 根拠と結論と導出の関係

　図3は，第1章でお話しした論証の全体図［図1］です。前提となる根拠からある結論/主張を導き出すときの全体を論証といいます。③の導出は，①から②を導くところだけを指す言葉です。導出は根拠の内容や信頼性とは独立です。

　ここでは①根拠，②結論，③導出の関係について見ていきましょう。次の4つの論証を見てください。

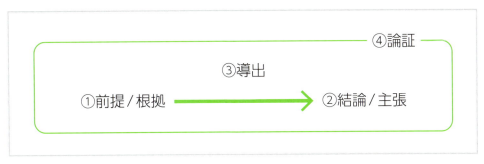

図3　論証の全体図

第1部 ▶▶▶ 基礎編

論証 A
根拠 1：山中伸弥教授はノーベル賞をとった研究者の 1 人だ。
根拠 2：ノーベル賞をとった研究者は全員，アインシュタインを知っている。

結論：だから，山中伸弥教授はアインシュタインを知っている。

論証 B
根拠 1：山中伸弥教授はノーベル賞をとった研究者の 1 人だ。
根拠 2：ノーベル賞をとった研究者は全員，アインシュタインを知っている。

結論：だから，山中伸弥教授はニュートンを知っている。

論証 C
根拠 1：坂本龍馬はノーベル賞をとった研究者の 1 人だ。
根拠 2：ノーベル賞をとった研究者は全員，アインシュタインを知っている。

結論：だから，坂本龍馬はアインシュタインを知っている。

論証 D
根拠 1：神経心理学は脳の病変部位と患者の臨床行動を対応づける学問である。
根拠 2：ウインブルドンではテニスの全英オープンが行われる。

結論：だから，論理学では前提から結論を導出するプロセスが重視される。

　論証 A は読むとすぐに正しい論証であることがわかります。なぜ，すぐにその判断ができるのでしょうか？　この論証の種明かしは後回しにして，論証 B，C，D を比較してみましょう。
　論証 B の根拠 1，根拠 2，結論はそれぞれ単独には正しい内容です。結論の「山中伸弥教授はニュートンを知っている」ことは事実と考えて問題ありません。しかし，仮に根拠 1，2 が正しくても，<u>これらの根拠からは</u>この結論は導出できません。つまり各々の根拠も結論も正しいのですが，導出が誤っているため，結果的に論証は誤りとなります。
　論証 B が誤った論証であることを端的に示しているのが論証 D です。論証 D は根拠 1，2，結論とも単独では正しい内容なのですが，これらの根拠からこの結論は導けません。したがって，これは明らかに誤った論証です。
　それでは論証 C はどうでしょうか？　<u>仮に根拠 1 を正しいとするなら，この 2 つの根拠から結論の導出は正しい</u>といえます。導出の正しさは，前提を正しいとした場合に，当該の結論が導かれるかどうかという点で評価されます。このとき，<u>根拠としての前提が正しいかどうかは問題にならない</u>のです。
　論証が正しいという場合には，導出も，根拠も正しくなくてはなりません。論証 C の場合，導出は正しいのですが，根拠 1 が誤っているため，<u>論証としては誤り</u>となります。つまり，<u>①根拠の正しさと②導出の妥当性は別物である</u>ということです。

36

さて，ここで最初に保留した「論証Aはなぜ，読むとすぐに正しい論証だと思えるのか」という話に戻りましょう。論証Aの根拠1の「山中伸弥教授はノーベル賞をとった研究者の1人だ」は事実です。また，「ノーベル賞をとった研究者は全員，アインシュタインを知っている」も事実と考えて問題ありません。したがって，**論証Aの内容は根拠1，2が正しく，かつ結論の導出も妥当であったのです**。つまり，論証が正しいことになります。このような論証の場合に，私たちはそれが正しい論証であると思えるのです。

臨床現場をはじめとするフォーマルな場面での話し合いにおいては論証B，Cには注意が必要です（論証Dはまず起こりません）。なぜなら論証Bのように，導出が誤っているのに結論が正しいような場合があるからです。当然のことながら医療の現場などで，何らかの結論を導く場合は，論証全体が正しくなければなりません。また，論証Cのように根拠が誤っているのに導出が正しい場合もあります。この場合，一見結論が正しいように感じてしまいます。ですから結論に誤りが見つかったとき，その原因は根拠の信頼性や導出の妥当性に戻って検討することが大事です。

ポイントを振り返ります。導出するということは根拠の正しさとは関係がありません。導出が正しくなされても前提が誤っていれば，論証全体としては誤りになります。もちろん，導出が誤っていれば結論も誤りとなりますので，当然，論証は誤りとなります。

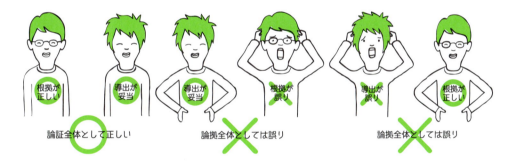

3-2 根拠の信頼性と導出の妥当性を区別する

先ほどの4つの論証をより現実的な内容にして確認しておきましょう。たとえば，前提となる根拠として，「①太郎は熱を出している。②発熱している人はみんな風邪をひいている」という情報が手元にあり，そこから，「③だから，太郎は風邪をひいている」と結論したとしましょう。

この論証を論証基本フォームにしておきます。

根拠1：太郎は熱を出している。
根拠2：発熱している人はみんな風邪をひいている。

結論：（だから），太郎は風邪をひいている。

この例では，前提となる根拠①②をもとに，結論・主張③を導いていますが，これは正しい論証といえるでしょうか?「③太郎が風邪をひいている」という結論がなんとなく正しい感じがするかもしれませんが，この結論を即受け入れて，太郎の風邪の治療を開始していいのでしょうか?

この質問に答えるには，まず，前提となっている根拠の信頼性をチェックする必要があります。例えば根拠①の「太郎は熱を出している」は体温計で測れば事実かどうかは判明します。一方，根拠②の「発熱している人はみんな風邪をひいている」は必ずしも正しいとは言えませんね。なぜなら風邪以外で発熱を伴う病気はほかにいくらでもありますので，根拠②は必ずしも正しいとは言えません。

ところが，この根拠②を仮に正しいと認めるなら，結論③は正しく導かれています。ですから，この例では，前提から結論は論理的に正しく導かれています。しかし，前提となる根拠の一部（根拠②）は誤っているので，論証全体として正しくないことになります。先ほどの例では論証Ｃがこれにあたりました。再度，確認しておきます。**根拠（事実）が正しいかどうかということと，前提から結論を導くという行為（導出）が妥当であるかどうかは互いに独立である**ということです。両者の区別をしておくことが論証では大事です。

本事例は，根拠として収集した事実の中に誤ったものが含まれていても，それに気がつかず，そこから結論を出すプロセスがたまたまうまくいってしまうと，一見正しそうでも，誤った結論が導かれてしまうということを示しています。つまりなぜその結論に至ったのかのステップを明示せずに，ただ結論だけを単独で出す場合，思考に誤りを含んでいても気がつかないことがあるのです。医療関係でこのような誤りは大変危険です。

しがたって，論証をする場合，
(1) ａ前提となる根拠の信頼性の吟味と，ｂそれらを使って結論を導くこと，すなわち，導出はそれぞれ独立であること
(2) ａ，ｂが別々に誤る可能性があること
(3) ａ，ｂ両者がともに正しい場合にのみ，正しい論証になるということ
の３点を押さえておきましょう。そして，これらに注意を払いながら書いたり，読んだりすることが「論理的に書く，論理的に読む」ことにほかなりません。

3-3 ▶ 根拠はその信頼性を，導出はその妥当性をチェックする

根拠と導出は別のものですから，別々にチェックする必要があります。根拠についてはそれが信頼に値するものかどうかをチェックします。一方，導出はそれが妥当かどうかをチェックすることになります。

論証には事実を根拠として使うのが理想的です。そこで，どうすれば根拠に信頼性がある

> - **事実**：その正しさが確定しているもの (E)
>
> - **考え** ┬─ **推測**：事実だと思われるがまだ不確定のもの (G)
>   └─ **意見**：事実，推測以外のこと (OP)

図4　事実と考えを分けた図式

(野矢，2017 より改変)

かないかの判定ができるか考えましょう。ところがある事柄が事実かどうかの判定には，悩ましい問題が含まれています。詳しくはこのあと取り上げます。ここでは根拠として使われるものに大きく分けて，事実と呼べるものと，事実ではないが根拠として使われるものをまず区別する必要があることから話を始めます。

3-4 ▶ 「事実 vs 考え」と「推測 vs 意見」を定義する

　根拠の信頼性チェックで考慮すべき点についてお話しします。それには，**事実と考え**，さらに考えを構成する**推測と意見**を区別しておくことが大事です [図4]。

　まず，「**事実はすでにその正しさが確定しているもの**」を指します (野矢，2017)。たとえば，「この患者さんは発熱している」のように，体温を測って経験的に押さえることができるのが事実です。誰がやってもある手続きを繰り返す限り，常に同じ結果・事実が得られることが根拠の信頼性を高めます。根拠として一番強力なのが事実です。

　それに対して，正しさが確定していないのが**考え**です。**考え**は事実ではありません。ですから，あくまでも「自分の考え」であることを認識して使う必要があります。臨床的場面でも，「考え」が論証の根拠に使われる場合がありますので注意してください。

　考えはさらに「**推測**」と「**意見**」に分かれます (野矢，2017)。この区別はそれぞれの信頼性のチェックと深くかかわってきます [図4]。

　推測というのは，事実であると認定しようと思えばできるのですが，現時点ではまだ事実認定が確定していないような場合です。たとえば，「外国語学習は早期に始めたほうが効果的だと考えています」などがそれにあたります。このような推測の内容は，実験，調査，観察などを通して経験的事実として示すことが可能です。つまり，推測はその証拠を示すことによって事実に昇格する可能性があるのです。その暁には，論証における根拠として使えるのです。しかし，事実昇格前にあたかも事実のごとく論証の根拠に使われているような場合には要注意です。

　一方，意見は「事実や推測以外のもの」をさす言葉です。たとえば，「患者さんのお見舞い

第1部 ▸▸▸ 基礎編

は少人数でいくべきだ」というのがその人の意見です。このような意見は論証における根拠には使えません。推測ですらないのです。根拠のない態度の表明が意見であるとしてもいいでしょう。

　以上のことから，推測と意見を区別するには以下の2点から判断します。

1）経験的事実から主張が導けないような，価値を主張が含んでいる場合は「意見」です。

2）発言内容を実証的に証明することができない場合は「意見」です。

　要するに，裏付けがとれないものです。一方，発言内容が実験や調査，観察などを通して実証的に証明することができる場合は「推測」になります。つまり，裏付けが可能であるということです。

3-5 事実の正しさのチェック手続き

　 3-3 で，事実（データ，エビデンス）をつかまえることは悩ましい問題を含んでいることに触れました。簡単に言うなら，「事実はそれをどのようにとらえるかで変わる」ということがあるのです。このことは人間が世界をとらえる際の認識プロセスに関係しており，これについては後述します（COLUMN 2，p.52）。ここでは，ごく一般的に言われている「事実」についてお話ししておきます。

　臨床現場などでの議論・話し合いや，大学に提出するレポート等との関係で，現実的な事実の正しさチェックについてお話しします。ただし，「この事実は絶対に正しい」と主張するのは困難ですから，あくまでも「正しさの程度」についてのチェックということになります。

　あることが正しい事実として確立しているかどうかをチェックするには，当該の事実について書かれている文献，著作，レポートなどを読んで内容を確認します。たとえば当該の事実を扱う専門家の書いていることが手がかりになります。特に，世界的に広く読まれている学術ジャーナルに掲載されているものは，信頼性のある資料として扱っていいでしょう。また，多くの文献に引用される頻度の高い知識も注目に値します。

　学術ジャーナルは査読者がいる分，それなりの検討の後に載せられています。ですからジャーナル側が検討した結果，問題のある論文は掲載されません。一方，書籍のような著作はその点，査読者なしで出版されますので，一般に注意が必要です。さらに，ある特定の専門家の意見をそのまま鵜呑みにするのは危険であることも知っておいてください。さらに正しさの程度について検討するためにも，同じ事実について異なる研究者は異なる意見をもちうることも十分に考慮する必要があります。

　知識は事実に対応している必要があります。そして事実は，正しさが確立していなくてはなりません。この基準を満たしていない事実を使って知識が構成されているとなると，その知識は使えません。ところが正しさが確認できていない「事実らしき知識」も蔓延しています。ですからそれが論証に混入していないかどうかは，特に注意深く吟味する必要があるのです。

40

練習問題 4

1 次の文章に含まれる論証を，①根拠の信頼性，②導出の妥当性，③論証の正しさという点から吟味してください。

論証 a
根拠 1：レオナルド・ダ・ヴィンチはディズニーランドの経営者である。
根拠 2：ミッキーマウスはディズニーランドの経営者と顔見知りだ。

結論：だから，ミッキーマウスはレオナルド・ダ・ヴィンチを知っている。

論証 b
根拠 1：最初に縦揺れが起こる地震は震源地が比較的近い。
根拠 2：最初に横揺れが起こる地震は震源地が比較的遠い。

結論：だから，それ以外の揺れの場合，震源地は特定できない。

論証 c
根拠 1：前提を正しいと認めると，必ず結論も認めなければならないのが演繹である。
根拠 2：論理とは言葉と言葉の意味的関係をさす。

結論：だから，根拠の正しさを認め，同時に結論の正しさを否定すると，演繹では論理的な矛盾になる。

論証 d
根拠 1：神経細胞には核がある。
根拠 2：赤血球には核がある。

結論：ゆえに，核は必ず発見されるものである

論証 e
根拠 1：平等の原理が当てはまるものは差別してはならない。
根拠 2：苦しんだり快楽を感じたりする能力をもつものには平等の原理があてはまる。
根拠 3：動物は苦しんだり快楽を感じたりする能力をもつ。

結論：だから，動物は差別されてはならない。（戸田山，2002）

練習問題 5

1 次の文を事実，推測，意見に分類してください。
1. スポーツは始めるタイミングを逸するとマスターできない。
2. 推測の結果は必ずしも正しくはない。
3. 私は裁判員制度など必要がないと思う。
4. ロサンゼルスへ行くならディズニーランドに行くべきだ。
5. アルツハイマー病は早期発見すれば進行を遅くできる。
6. 1つの国であっても，アメリカは州によって法律が異なる。

COLUMN 1

帰納―事実にまつわる導出 vs 演繹―言葉の意味にまつわる導出

　私たちがものごとを論理的に考えていく場合の最強のツールは論証です。その論証には大きく分けて帰納的論証と演繹的論証との2つがあります [表a]。

　たとえば，「彼は昨晩，徹夜したんだって（根拠）。じゃ，きっと今日は疲れているね（結論/主張）」という導出の結論/主張は正しいでしょうか？ みなさんは正しいという印象をもたれるかもしれません。確かに，今まで徹夜して次の日に疲れたという経験があれば，「この結論は正しい」と思うかもしれません。しかし，この結論は必ずしも正しいとは言えないのです。なぜでしょうか？

　なぜなら，徹夜という言葉の意味は「夜通し寝ないこと」であり，「それによって疲れること」という意味が含まれているわけではないからです。なんなら，辞書をチェックしてみてください。「徹夜とは夜通し寝ないで疲れること」とはどこにも書いてありません。

　徹夜という言葉の意味に「疲れ」が含まれていないのですから，この結論は「徹夜

という言葉の意味を引き出した結果ではなく，事実関係（徹夜して疲れたことがあるという経験的事実）から結論が導かれたことになります。このような導出を**事実にまつわる導出**といいます。つまり前提となる根拠に含まれていないことを結論で引き出しているので，飛躍を伴う導出ということになります。このように**仮に前提が正しくても，その導出結果が必ずしもを正しいといえないような論証を帰納的論証**といいます。帰納的論証では前提となる根拠に含まれないことを結論で引き出しますので，**根拠より結論での情報が増えます。**

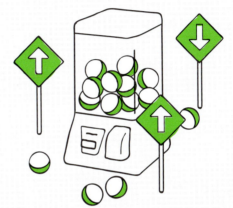

では，「クジラって哺乳類だよね（根拠）。だったら，肺で呼吸するね（結論）」という論証の場合はどうでしょう。哺乳類という言葉の意味の一部に「肺で呼吸する」が含まれています。つまり「肺で呼吸する」は哺乳類の定義の一部です。ですから，クジラ・肺呼吸の論証では，結論が前提となる根拠の中に初めから意味的に含まれているのです。このような導出を**言葉の意味にまつわる導出**といいます。つまり前提となる根拠に含まれる意味を結論で言い換えているのです。このように**前提が正しければ，結論が必ず正しくなるような論証を演繹的論証**といいます。

演繹的論証では根拠に初めから含まれている内容を結論で言い換えるのですから，**結論で情報量は増えません。**

表a　帰納的論証と演繹的論証の相違点

	帰納的論証	演繹的論証
結論の正しさ	仮に前提が正しくても，必ずしも正しくない	前提が正しければ，必ず正しい
結論の新規性	あり	なし
情報量	増える	増えない

3-6 飛躍ゼロの導出と飛躍ありの導出

演繹的論証（COLUMN 1）がその威力を発揮するのは形式論理学や数学の世界です。一

方，私たちが一般的な文章を読んだり書いたり，議論したりする場合には主に帰納的論証が活躍するのです。私たちが見聞きするほとんどの論証は帰納的論証です。だからこそ，帰納的論証についてはよく知っていなくてはなりません。

言葉の意味にまつわる導出を演繹といいます（**COLUMN 1**）。前提となる根拠に意味的に含まれる内容を結論/主張で導けば，それは妥当な導出です。論証基本フォームで言うなら，推測バーがない状態です。つまり，妥当な導出では飛躍がまったくないのです。演繹的論証の特徴は飛躍ゼロの導出ということです。

一方，事実に関する導出を帰納的論証といいます。第1章の論証基本フォームでも触れましたとおり，その特徴は飛躍を伴う導出にあります。繰り返しますが，論証の一般形式は「P. だから，Q.」でした。つまり，この論証では，「一旦，Pと言っておきながら，そのPに含まれていない何かであるQ」を導き出しているのです。ですからQにはPには含まれていない何か新しいことが含まれているのです。これは飛躍を伴う導出がもたらしてくれる結果です。

3-7 ▶ 飛躍のある導出はいいことである

普通「あなたの話は飛躍があって，ついていけない」と言われたら，自分の話に「脈絡がなく，あちこちと飛び回り，互いに関係がないことを思いついたまま話していること」を相手から指摘されたことになります。ですからあまりうれしい指摘ではありません。つまり，話の途中に飛躍があることは，いいことではないとされているのです。しかし，飛躍がないと何も新しいことは言えないのですから，飛躍は必ずしも悪いことではありません。帰納的論証では飛躍がまったくないとこれまた問題になるのです。

飛躍のない論証はなんら生産性がありません（ **1-4** 参照）。ですから，生産性のある論証において，前提となる根拠から結論を導くには飛躍は不可欠なのです。もし，根拠となる事実に含まれることから何も飛躍できないのであれば，これまでの私たちを支えてきた科学的発見などもなかったことになります。ちょっと大袈裟ですが，人類は根拠からの飛躍によって今日までやってきたのです。ただし飛躍しすぎも問題です。そこで，次に飛躍の問題をどのように解消したらよいのかをお話しします。

3-8 ▶ 論拠を考える―飛躍は必要ではあるが……

飛躍を伴う導出をしないと根拠から新しい情報が作り出せないので，帰納的論証において飛躍は不可欠でした。それでは飛躍があればどんな論証でも構わないのでしょうか？ 次のような論証を比較して，飛躍の程度について考えてみましょう。

学生の会話例

学生 A：今度の休みには京都に旅行に行こうよ。
学生 B：いいね。ぜひ。でもどうして今回は京都にしたの？
学生 A：いや，だって，前回は奈良に行ったよね。だから…
学生 B：そうだね。じゃ，京都に決定だ。

医師の会話例

医師 A：今度の患者さんの治療は手術にしようと考えているんだ。
医師 B：いいですね。ぜひ。でもどうして今回は手術にしたのですか？
医師 A：いや，だって，前の患者さんには薬の投与をしたよね。だから…
医師 B：そうでしたね。じゃ，手術に決定だ。

　学生同士の会話と医師同士の会話のパターンはまったく一緒です。しかし，この2つのやりとりはある重要な点で異なっています。一読して気づく違いは，学生同士のやりとりはさほど無理なく受け入れられるのに対して，医師同士のやりとりは理解に苦しみます。それはどうしてでしょうか？ この先を読む前にちょっとその理由を考えてみてください。ただし，「医師同士のやりとりは内容的にあり得ない」という答えは理由から除外しておいてください。あくまでも両者の論証の違いという観点で考えてください。

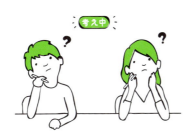

　両者の違いを考えるうえで，あるヒントがあります。それは，学生 B，医師 B にそれぞれ追加質問をさせてみることです。まずは，学生 B は学生 A に対して，「前回奈良に行ったということが，どうして今回京都へ行くことの理由になるのですか？」と聞いてみるのです。みなさんが学生 A だったらこれにどのように答えるでしょうか？ すぐに思いつく答えは，「だって，同じところに続けて二度行っても面白くないでしょう，意味がないでしょ」というような答えでしょう。
　そうすると，学生 A の論証の全体は次のようになります。つまり，「**前回は奈良に行った（根拠）。だから，今回は京都に旅行に行く（結論）。なぜなら，同じところに続けて二度行っても面白くないし，意味がない**」という論証です。学生同士のやりとりについていけたのは，この最後に示した「なぜなら」以降の理由を読者のみなさんが簡単に考えることができたからです。この理由が推測できたということは根拠から結論/主張の導出がうまくいっ

45

ていることを示しています。つまり，飛躍の程度に無理がないことを示しているのです。

　それでは，同様に医師Bが医師Aに「前の患者さんには薬の投与をしたということを根拠にすると，どうして，今度の患者さんの治療は手術することになるのですか？」と尋ねたとしましょう。読者の皆さんは医師Aになったつもりで何かその理由を答えられますか？　先ほどと同様に，「だって，同じ処方を二度続けてもしょうがないよね」「だって，同じ処方を二度続けても面白くないよね」とはいきませんね。そうです。医師同士の会話に私たちがついていけないのは，この理由を簡単に思いつかないからなのです。このことは根拠から結論/主張がうまく導出されていないことを意味します。つまり，飛躍がありすぎるのです。もっとも医師同士の論証はどうやっても飛躍がうめられませんが……。

　それぞれの会話を論証基本フォームにして，それぞれの論証を確認しておきましょう。

学生の論証
根拠：前回は奈良に行った。

結論：（だから）今度の休みには京都に旅行に行く。
理由：なぜなら，同じところに続けて二度行っても意味がない。

医師の論証
根拠：前の患者さんには薬の投与をした。

結論：（だから）今度の患者さんの治療は手術にする。
理由：なぜなら，？

　これで，学生同士の会話と医師同士の会話が同じパターンでも，論証における理由（なぜなら以降）のあり方という点で大きく異なっていることがわかりました。

3-9　トゥールミンの論証モデル―根拠と結論と論拠について

　帰納的論証では結論/主張を導く**第一の理由に根拠として事実**が使われるのが理想的です。学生の論証例では，「前回奈良に行ったこと」は事実として確認ができます。さらに，「前回奈良に行ったという事実を出すと，なぜ，今回京都へ行くという結論が出せるのですか」という質問については，「同じところに続けて二度行っても意味がない」という**第二の理由**がその答えとなっています。

　この第二の理由は事実でしょうか？　いいえ，これは事実ではありません。「同じところに続けて二度行っても面白くない，意味がない」は事実ではなく，学生Aがそのように意見として，または推測として仮定したのです。何かに「意味がある，ない」は事実として示すことはできません。しかし，この仮定を第二の理由として用いるからこそ，「前回奈良に

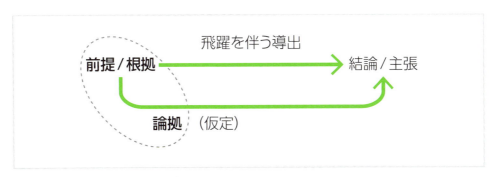

図5 トゥールミンの論証モデルの簡略版

行ったという事実」から，どうして「今回は京都に行く」という結論が出せるのかが説明できるというわけです。**第二の理由は事実ではなく，仮定なのです。**

ここで突然使い始めた仮定という語を定義しておきます。「その内容が反証されて誤りと判明するまでは**仮**に正しいものとして**定**められているもの」を仮定の意味としておきます。先ほどの学生Aが理由として出した「同じところに続けて二度行っても面白くない，意味がない」が仮定であることを再度思い出してください。

この仮定を取り入れた論証のモデルに，トゥールミン・モデルがあります。スティーブン・トゥールミン（1958）というイギリスの分析哲学者は，論証における理由は第一の理由である**根拠（data）**と，第二の理由である**論拠（warrant）**に分かれることを示しました[図5]。言い換えますと，論証では結論/主張を支えるには2つの異なる理由が必要で，1つは事実，もう1つは仮定であるということになります。

図5の根拠は経験的事実のことです。そして，ここからは第二の理由と呼んでいた仮定をトゥールミンに倣って**論拠**とよびます。これに従いますと，論証の形式は，「**根拠，だから，結論。なぜなら，論拠**」となります。ただし，図5の下にあるカーブした矢印にもあるように，論拠は結論/主張だけを支えるのではなく，**根拠と結論/主張を関連づけ，両者をつなげる役目**をしていると理解しておいてください。

さて，ここで論拠が追加されましたので，これで帰納的論証に必要な3要素がすべて出そろったことになります。ちなみに，論拠は英語でwarrantといいます。warrantは「何かを保証する」という意味です。ですから，論拠は「この根拠からこの結論/主張を出しても問題はありませんよ」ということを保証するためのものなのです。

3-10 帰納的論証における論拠（仮定）の役割

ここで，論証における論拠の役割とその重要性についてさらにお話しします。次の会話を読んでください。

会話例

先生：あれ，今日の授業でAさんを見かけませんでしたね。**どうして欠席した**のでしょうかね？
学生：ああ，彼女，発熱したそうですよ。風邪かもしれませんね。
先生：なるほど。そうですか。

　この会話はごく普通にある会話ですね。どこも違和感がなく，会話が成立しています。しかし，この会話は妙なのです。なぜなら，先生は「どうして欠席したのでしょうか」と言っています。すなわち，先生が知りたいのは**Aさんが授業に欠席した理由**であり，Aさんがどんな状態であるのかではありません。にもかかわらず，学生はAさんの症状と病名を答えています。しかも，学生の答えが先生の知りたい欠席の理由として機能している，成立しているのです。ですからその意味でこの会話は妙なのです。

　ここでの学生の論証は「Aさんは発熱した（根拠）。だから，授業を欠席した（結論）」です。この論証において触れられていないのは「発熱を持ち出すと，どうして欠席という結論が出るのか」の理由です（学生の会話例4の論証でも触れました）。この理由が論拠にあたります。その論拠にまったく言及することなく，先生と学生の会話は成立しています。つまり，先生は「発熱するとどうして欠席するのですか？」とは聞いていません。したがって，この2人はここでの論証に必要な論拠（仮定）については暗黙に了解していることになります。さて，この論証での論拠はなんでしょうか？　答えを見る前に考えてみてください。

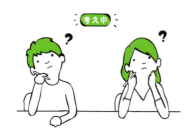

　先生と学生が暗黙に了解している論拠（仮定）は，次のようなものが考えられます。

1. 人間は健康であるべきだ。
2. 発熱は病気の兆候である。
3. 風邪は病気だ。
4. 病気は治すべきだ。
5. 病気は感染する可能性がある。

6. 病気は人にうつしてはいけない。

7. 感染は人との接触によって生じる

8. 治療には安静が必要だ。

9. 安静とは必要以上に体を動かさないことだ。

10. その他の仮定

　「この簡単な会話にこんなにたくさんの論拠があるの」と，読者の皆さんからの声が聞こえてきそうです。これらはすべて論拠となる仮定です。論拠10で「その他の仮定」としてあり，そこには具体的仮定は書かれていません。しかし，これ以外にも仮定が考えられるのです。これらの論拠グループが先生と学生の間に暗黙に了解され，共有されているからこそ，発熱と欠席についての会話（論証）が問題なく成立したのです。

　学生と先生の間で論拠が暗黙に了解されているという言い方をしているのは，一般に，発熱と欠席のような普通の会話（論証）には論拠は登場しないからです。いや，登場させる必要がないのです。簡単な会話に論拠などいちいち出していたら，かえってスムーズなコミュニケーションがとれなくなってしまうのは明らかです。

　学生と先生のやりとりでは，論拠8，9が，Aさんが発熱のために授業に出てこられなかった論拠として主に利いています。たとえば，自宅や病院で安静にしていれば，外には出られないということになります。

　重要なポイントですから繰り返します。これらの論拠が理由としてなければ，ある症状（発熱）を根拠にして何らかの結論（欠席）を導くことはできません。帰納的論証における導出には必ず飛躍が伴います。その飛躍が無謀なものでないことを示すために論拠が必要になるのです（福澤，2002，2005，2012a，2012b，2008，戸田山，2011）。

3-11 相手の理解と暗黙の了解

　発熱したから授業に欠席するという日常レベルの会話（論証）ではいちいち論拠などに触れることはないし，必要もないと言いました。しかし，話の内容によっては，論拠に触れる必要がある，または触れないとまずい場面はたくさんあります。たとえば，次のような会話の場合などがそれにあたります。

第1部 ▶▶ 基礎編

会話例7

看護師1：この患者さんは薬Aを飲み続けているけど，臨床的には症状が軽減されていませんね。患者さんも治ってきているという自覚がないと言っています。薬が効いていないのではないでしょうか？

看護師2：いや，症状には現れてはいないかもしれませんが，薬は効いていますよ。血液検査レベルでは，確実に回復しつつあります。

この2人が共通して認めているのは「患者の臨床症状が変わっていない」という点だけです。まず，主張は互いに反対になっています。さらに，会話の表面には登場しない暗黙の論拠が使われています。そのため，お互いに「症状が観察できる限り軽減していないこと」については同意しているにもかかわらず，結論がまったく反対になっているのです。

2人の論証を見てみましょう。看護師1の論証は，「症状が軽減しない（根拠）。だから，薬が効いていない（結論）。なぜなら，薬の効果は患者が自覚できる身体症状の変化に現れるからである（論拠1）。それに，あてにできるのは患者本人の主観的心理である（論拠2）」です。一方，看護師2の論証は，「症状は軽減しない（根拠）。だが，薬は効いている（結論）。なぜなら，薬の効果は血液検査レベルに反応するものであり，必ずしも患者の自覚とは対応がとれるものは限らない（論拠1）。それに，あてになるのは検査の生化学的・客観的事実である（論拠2）」です。

この論証から，看護師1と2は「薬の効果と症状の間の関係」と「症状変化を知るために信頼できる指標」の2つに関して，それぞれが異なる論拠を暗黙に使っていることがわかります［図6］。ですからこのままでは互いに相手の主張が理解できないままで終わってしまうでしょう。このような場面では論拠を明示し，互いに確認しなくてはなりません。

議論をしている際に，相手の話を理解しようと一生懸命に聞いているのに，相手の話を理解できない場合があります。また，自分の話が相手にわかってもらえない場合もあります。このようなとき，話し合いや議論の表面に出てこないお互いの論拠について明らかにすることで，互いの理解の手がかりが得られるのです。また，暗黙に了解されている（当事者同士は当然のものとして信じている）と思われる論拠であっても，確認してみたら両者の考えている論拠がまったく違っていたということも，おおいにありうるのです。

相手の話を理解しようとするときに，特に障壁となるのは「**自分と相手がそれぞれ当たり前と考えている事柄の食い違い**」です。自分にとって当たり前のことは，それを支えている暗黙の論拠も当たり前のものと考えているのです。それがなんであれ，当たり前のことなどないのです。普段明示することのない論拠を常に考えておくことが，話し合いでは大切なのです。

50

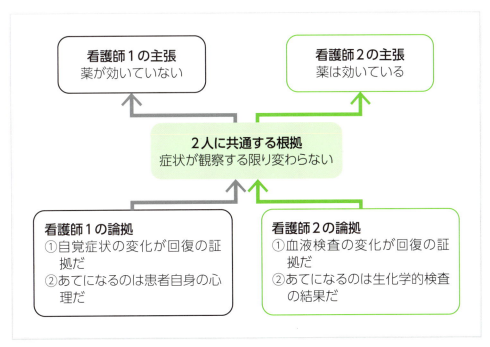

図6 看護師の主張・根拠・論拠の関係

3-12 一般的会話からよりフォーマルな議論へ

　インフォーマルな日常会話と違い，よりフォーマルな議論・討論をしたり，レポートを書いたりする場合には，論拠が表面に出ている必要があります。つまり，論拠から話を始めないまでも，論拠は常に提示できる状態にしておかなくてはなりません。たとえば，フォーマルな議論では，ある根拠を収集し，それをもとに導かれた結論/主張に関して議論します。ですから，どうしてその根拠を用いるとそのような結論が出るかは，相手の論証でも，自分自身の論証でも問わなくてはなりません。すなわち，フォーマルな議論やレポートでは論拠が隠れていてはいけないのです。このことは根拠（事実，データ）をどのようにとらえるのかという点からも大変重要ですので（ 3-5 参照），5章で引き続きこの点についてお話しします。

COLUMN 2

論証や議論における論拠の重要性

話し合いや議論において，なぜ論拠が重要な役割をするかを具体例を挙げてお話ししましょう。

図aは第二次世界大戦のときに，ドイツ軍がロンドンの市街地に向けて飛ばしたロケット砲弾の着弾場所を示したものです。当時，ロンドンの住民はドイツ軍がロンドンの市街地のある特定の場所を狙っていると解釈し，身の安全を確保するために，より安全な場所に避難したとされています。

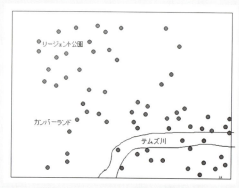

図a　ロンドン市街地の爆弾着弾分布

(Gilovich, 1991 より転載)

もし，あなたが当時のロンドンの住民だったら，この地図上のどこへ避難していたでしょうか？

この質問をすると，多くの人は地図の右上か，左下へ逃げるといいます。「そのあたりは比較的着弾している数が少ないから，より安全だろう」というのがその理由です。残りの人は左上か右下へ避難するといいます。理由は，そこは着弾している数が多いので，すでに攻撃対象からはずされているのでより安全ではないかというものです。

それぞれの理由はここでは問題にしません。ここでのポイントは，多くの人が上記のような判断をするのは図bにあるように，心のなかで暗黙のうちに地図に2本の直交軸を描いたからではないかということです。

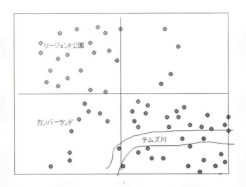

図b 直交軸を引いたロンドン市街地の爆弾着弾分布

(Gilovich, 1991より転載)

　このような直交軸を引いて，4つの四角内の着弾数を比較してみると，確かに右上，左下の着弾数はほかの2つの四角のそれと比べて比較的少ないような印象を受けます。実際に，各四角の中の砲弾を数えて，χ^2（カイ二乗）検定という統計処理をしてみると，有意な差がみられます。すなわち，統計的に右上，左下が少ない着弾数だといえるのです。

　しかし，一方，図cのように斜めに交わる2本の線を描いたらどうなるでしょうか？

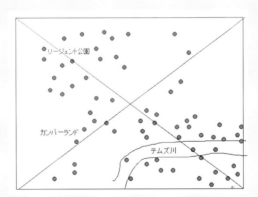

図c 斜交軸を引いたロンドン市街地の爆弾着弾分布

(Gilovich, 1991より転載)

　一見してわかるように，今度は各三角形のなかにある砲弾数間にあまり差がみられません。それぞれの三角内にある砲弾を数えて同じく統計処理をかけると，今度は有意差がなくなってしまいます。すなわち，統計的にどの場所により多くの着弾があるだとか，ないだとか言えなくなってしまうのです。

図aはいわば論証における根拠・データにあたり，経験的事実です。その根拠に直交する線を引いたのは，みなさんが暗黙のうちに用意した論拠なのです。「直交軸という論拠」を事実にかぶせることで結論を引き出したことになります。そしてその論拠を使う限り，確かに右上とは左下は砲弾数がほかより少なく，そこから結論/主張として「図の右上，左下を避難先とする」と決定したというわけです。

　一方，斜交軸を引いた図cには，どこを選んでも同じような数の着弾がみられました。このとき，図aに斜交軸をつけたのはその人の論拠だったのです。この論拠を使う限り，今度はどこへ逃げても安全性には違いがないという結論/主張になります。

　ここで重要なのは，どちらの結論もまったく同じ図（同じ根拠ないしデータ）から導き出しているということです。このロンドンの市街地爆弾の解釈から，「事実とは何か」について次のことが言えます。すなわち，与えられた一定の爆弾着弾地点の分布図（根拠）に，直交軸なり斜交軸なりの異なるとらえ方（論拠）を用いることで，同じ根拠と考えられる事実の意味が大きく変わってしまうということです。**言い換えるなら，事実（根拠）のなかに初めから客観的に唯一無二の意味が内在しているわけではないということになります。** 3-3 で，ある事柄が事実かどうかの判定には，悩ましい問題が含まれていると言ったのは，このような事情があるからなのです。

　みなさんは図aを見たとき，**自分の論拠（直交線もしくは斜交線）には気がつかずに**結論を出していたのではないでしょうか。根拠（事実，データ）を見て，そこから結論/主張を導くときは，自分でも気がつかないうちに何らかの論拠を使っているのです。いえ，論拠を介さずに事実を拾い上げることはできないのです。ですから，論拠は暗黙のうちに，またはあまり意識されないまま用意されているという言い方ができるのです。だからこそ，その論拠に事前に気がついていることが大事になります。

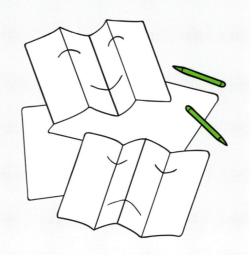

3章のまとめ

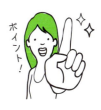

- ▶ 帰納的論証は，前提/根拠から結論/主張が飛躍を伴い導出されるのが特徴。その導出を論拠が支えるという形になっている。
- ▶ 帰納的論証では，理由としてまず①根拠に経験的事実を用いる。さらに，もう1つの理由として②論拠という仮定を用いる。つまり結論/主張は事実と仮定（論拠）という2つの異なる種類の理由によって支えられている。
- ▶ 論証に使われる根拠は事実であることが理想的です。そこで根拠の信頼性を確認することが大事になる。
- ▶ 根拠から結論を導出するという行為は，根拠に含意されていることが間違いなく導かれているかどうかで評価されるものである。したがって，導出自体は根拠が正しいかどうかとは関係がない。根拠が正しく，導出に誤りがない場合に正しい論証といえる。
- ▶ 飛躍を伴う導出をする場合には，適切な論拠を用意することでより正しい論証が可能になる。
- ▶ トゥールミン・モデルにある論拠の役割が，帰納的論証ではもっとも大事な役割を果たす。
- ▶ 一般的な会話では互いの論拠の内容を確認しないのが普通で，そのことが問題にはならない。一方，よりフォーマルな議論が必要な場合や，レポートを書いたり，読んだりする場合には，論拠の役割が非常に大きくなる。

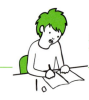

練習問題 6

1 次の論証に必要な論拠を推定しなさい。

1. ロンドンってよく雨が降るらしいよ。だから，明日も雨だね。
2. 日本の医療は最新技術が使われている。だから，医療上のミスが減っている。
3. 彼は議論に強いだろうね。だって，彼は政治，経済，近代史についての知識が豊富だそうだよ。
4. 彼女は論理的に思考できる人だ。ということは，彼女は頭がいいね。
5. 太郎くんは長年テニスのトレーニングをしてきた。だから，腕前は相当なものだ。
6. あれ，彼の指先にペンキがついているよ。うっかり，塗り立てのペンキをさわったな。
7. この患者さんは脳に損傷を受けている。だから，回復しても記憶障害が残るに違いない。
8. 数年後に文部科学省は従来の暗記中心の入試科目から，論理的，批判的思考をみる入試科目へ変更するらしい。ということは，今までの入試対策は使えないね。
9. あの先生は患者の症状の詳細な観察をもとに，医療的結論を出している。その結論は私の判断と一致している。だから，あの先生の判断に間違いはない。
10. 彼って大阪出身だって。じゃあ，関西弁をしゃべるね。

練習問題 7

1 次の文章を読み，そこから論証（複数個）をとり出しましょう。また，各論証に必要な論拠を最低1つ推定してください。

> ①現代の日本人は，この驚異的な速さのキャッチアップを可能にしてきた自らの潜在能力に誇りをもっていない。②それは，欧米から「ものまね上手」という思いもよらぬ批判を浴び続けてきたからである。③「ものまね」だけが上手で独創性はまったくないというマイナス評価が繰り返し伝えられていたため，④独創性欠如コンプレックスに陥ってしまったのである。
>
> （石井威望，2012 より引用）

3 論理的に考える方法——帰納的論証

2 次の文章を読み，そこから論証をとり出しましょう。また，論証に必要な論拠を最低 1 つ推定してください。

①当たり前ですが，からだの条件が違えば，動き方が異なります。②たとえば，「歩く」を例にとってみましょう。③大人だと「スタ，スタ，スタ」とほぼ一定の速度で歩きます。④けれども子どもであれば「スタスタスタ」と歩幅が小さくなったり，さらには不意に向きを変えて走り始めたりするかもしれません。⑤同じ大人でも目が見えない人の場合は，「すり足」のような歩き方になります。⑥目の見えない人は足裏の触覚を使って地面の材質や段差を感じていますから，一気に体重をかけたりせずに「感じながら歩く」のです。⑦同時に，手には白杖を持って少し前の地面をセンシングしますし，耳は壁からの反響音を聞いています。⑧逆に耳が聞こえない人であれば，背後から来る車やバイクの音を察知することができない分，キョロキョロと頭を振って，目で安全を確認しながら歩く事になります。

(伊藤，2017，p302 より引用)

3 次の文章を読み，そこから論証（複数個）をとり出しましょう。また，各論証に必要な論拠を最低 1 つ推定してください。なお，暫定的に文番号をつけていますが，文番号は必ずしも文の区切り目を示しているとは限りません。どこで文を区切るかも含めて考えてください。

①アメリカでの出来事である。②共に聾である同性愛カップルが「できれば，耳の不自由な子どもをもちたい」と決意した。③「聾であることは 1 つの生活様式でしかない。④自分たちは聾者であっても何の問題も感じていないし，⑤聾者文化の素晴らしいところを子どもと分かち合いたいから，心底，聾の子どもが欲しい」というのが彼らの主張だった。⑥この願いをかなえるために，家族五世代にわたって聾である精子提供者を探しだした。⑦そして人工授精の結果，生まれてきた息子は，生まれながらにして聾だったのである。
⑧この話が新聞に掲載されたとき，数多くの非難が寄せられた。⑨彼女たちは故意に子どもに障害を負わせたということに対する非難であった。⑩ところが一方で，このカップルの行為を養護する意見も出されていた。⑪それは，このカップルの試みと自然な子作りはある 1 つの点で共通しているというのが理由であった。⑫すなわち，擁護する人は，「望み通りの子どもを得る確率を上げるために親が何をしようとも，望み通りに結果が得られる保証はないのだから，⑬どちらの試みにせよ，遺伝子上のめぐり合わせという気まぐれには変わりはない」と主張した。

(サンデル，2010 より改変)

第1部 ▶▶ 基礎編

4 次のST（言語聴覚士）と医師との会話を読み，そこから論証（複数個）をとり出しましょう。また，各論証に必要な論拠を最低1つ推定してください。

> ST：背景にある原因を押さえないで，言語障害の症状だけに注目してしまうと，患者のその後の治療やセラピーの計画が立てられませんね。
>
> 医師：そのとおりですね。一般精神障害でみられるような言語症状と，脳の病変部位があるために生じる言語症状とは，一見似ています。
>
> ST：ということは，神経学的な病理が背景にある可能性がある患者では，MRIなどの画像診断が重要ですね。
>
> 医師：巣症状があることが確認されれば神経内科の担当でしょうし，特に巣症状はなく脳の代謝の問題などが背景にあれば，精神科の担当ということが考えられます。
>
> ST：その結果によって，当然，その後の治療方針などが変わりますね。

━━━━━━ **練習問題4の解答と解説** ━━━━━━

1

a. ①根拠は信頼性なし，②導出は妥当，③論証は誤り

　レオナルド・ダ・ヴィンチはディズニーランドの経営者ではないので，根拠1の信頼性はありません。根拠2もミッキーマウスは実在するものではありませんので，ディズニーランドの経営者と顔見知りであることはありえません。ミッキーマウスのぬいぐるみを着ている人は経営者と顔見知りかもしれませんが……。ですから，根拠1，2とも信頼性はありません。しかし，この2つの根拠を仮に正しいとするなら，結論は正しく導出されています。根拠の信頼性と導出の正しさが別のものであるという例です。論証全体としては誤りです。

b. ①根拠は信頼性あり，②導出は誤り，③論証は誤り

　根拠1，2とも正しい内容ですから，信頼性はあります。しかし，この2つの根拠から結論は導出できません。震源地を特定するには複数の観測地点でのデータが必要ですので，その揺れ方自体とは直接に関係がありません。a.の場合と異なり，b.は根拠には信頼性があるのですが，導出が誤っています。論証全体としては誤りです。

c. ①根拠は信頼性あり，②導出は妥当，③論証は正しい

　これはちょっとややこしい感じのする問題です。根拠1，2とも正しい内容ですので，信頼性はあります。これらはすでに学習しています。さらに，結論も正しく導出されています。前提を正しいと認めると，必然的に結論も正しいと認めざるをえないのが演繹です。ですから，前提を認めているのに，結論を否定すると矛盾します。

d. ①根拠は信頼性なし，②導出は誤り，③論証は誤り

　根拠1の信頼性はありますが，根拠2は誤りです。赤血球には核はありません。また，

58

この根拠から核が必ず見つかるかどうかは導出できません。根拠1，2に核の発見については何も含意されていません。ですから，結論も誤っています。論証としても誤りです。

e. ①根拠は信頼性あり，②導出は妥当，③論証は正しい

　根拠1，2，3とも信頼性があります。この根拠を認めると結論も認めざるをえません。根拠，導出，結論ともに正しく，論証として正しいです。

=== 練習問題 **5** の解答 ===

1

1. 推測　**2.** 事実　**3.** 意見　**4.** 意見　**5.** 推測　**6.** 事実

=== 練習問題 **6** の解答 ===

1

　1.　過去に高頻度で起こることは，将来にも起こる。
　2.　人間より機械のほうが誤りが少ない。
　3.　知識量と議論力は相関する。
　4.　論理的思考力が頭のよさを測る基準だ。
　5.　ことを繰り返し行うと，そのスキルが向上する。
　6.　ペンキは乾くのに時間がかかる。液体状のものは付着する。
　7.　記憶は脳に宿っている。
　8.　論理力，批判力は暗記しても成果につながらない。
　9.　複数の人間の間で同意されるものは間違いがない。
10.　人は出身地の言葉を覚えるものだ。

=== 練習問題 **7** の解答と解説 ===

1

根拠：②それは，欧米から「ものまね上手」という思いもよらぬ批判を浴び続けてきた。

結論：だから，①現代の日本人は，この驚異的な速さのキャッチアップを可能にしてきた自らの潜在能力に誇りをもっていない。

論拠1：欧米が創造性についての基準を決めている。

　　2：欧米の評価基準が最良のものである。

59

3：何かが繰り返し提示されると信憑性が上がる。

4：物まねと創造性は相いれないものである。

5：物まねの延長上に創造性はない。

6：誇りは第三者から認められて生まれるものである。

根拠：③「ものまね」だけが上手で独創性はまったくないというマイナス評価が繰り返し伝えられていた。

結論：だから，④独創性欠如コンプレックスに陥ってしまったのである。

論拠1：独創性に関する評価基準は外から与えられるものである。

　　2：否定的評価の繰り返しは自信を低下させる。

2 複数の論証が読み取れますが，そのうちの1つを解説します。⑥の中で，論証が生じています。後半を⑥-1とします。

根拠：⑥目の見えない人は足裏の触覚を使って地面の材質や段差を感じる。

結論：だから，⑥-1 一気に体重をかけたりせずに「感じながら歩く」。

論拠：足裏の触覚だけでは人間の体重のバランスを制御することはできない。

　問2の接続詞について，②は適切に使われています。④「けれども」も接続語句の1つですが，ここはひとまず大人と子どもの対比ととらえるべきでしょう。そうとらえ先を読むと，この文章のわかりにくい点が，対比の構造のバランスがとれていない点であることがわかります。

　対比の接続詞「一方」を使い，共通点を大人として，相違点が健常，視覚障害，聴覚障害となるような構造をもたせることが可能です。ところが，④では子どもが比較対象として挙げられています。比べたいことは推測できるのですが，それが不明な文章です。

　この文章のほかの問題も解決する必要がありますが，ここは対比の接続を考えて，⑧の「逆に」は「一方」としたほうがいいでしょう。なぜなら，⑤⑥では「目の見えない人」について話していて，⑧では今度「耳の聞こえない人」について話しています。見ることと聞くことが「逆の関係」にあるわけではありません。ですから，この「逆に」は使い方が間違っているのです。ちなみに，「逆」という言い方は曖昧でわかりにくいです。何かを参照枠，または軸にして，複数の事柄を比較する場合，何かが対比的になるような場合に「逆」が使われるようです。どんな参照枠が使われるかよって「逆」の意味が変化します。ほとんどの場合，意味不明のまま使われています。使わないほうが無難です。

3 ②で「決意した」とありますので，これが結論だとまずは見当をつけてみます。その根拠を探すと，③，④，⑤が根拠として使われています。次に⑤を読むと，前半が根拠で後半が主張になっています。すなわち，「⑤聾者文化の素晴らしいところを子どもと分かち合いたい。だから，心底，聾の子どもが欲しい」という論証です。そして根拠⑤の後半は②の結論と内容的には同じです。そうとらえると，論証基本フォームは次のようにな

ります。

根拠：③聾であることは 1 つの生活様式でしかない。

根拠：④自分たちは聾者であっても何の問題も感じていない。

根拠：⑤の前半：聾者文化の素晴らしいところを子どもと分かち合いたい。

結論：だから，ともに聾である同性愛カップルが「できれば，耳の不自由な子どもをもちたい」と決意した。

論拠：生活様式を伝承するのは自然の行為である。
親にとって問題ないことは子にとっても問題ないはずだ。
親がいいとする文化は子と分かち合うべきだ。

　⑦の「そして人工授精の結果」という部分は⑥の一部と考えて問題ありませんので，より厳密には，「〜を探しだし，人工授精した」。だから，⑦となります。

根拠：⑥この願いをかなえるために，家族五世代にわたって聾である精子提供者を探しだし，人工授精した。

結論：⑦だから，生まれてきた息子は，生まれながらにして聾だったのである。

論拠：長い世代を超えて遺伝する性質は次世代に遺伝される可能性が高い。

　「⑨。だから，⑧」という論証がされていますが，わかりやすく表現するなら，「⑨彼女たちは故意に子どもに障害を負わせた。だから，⑧数多くの非難が寄せられた」となります。

根拠：⑨彼女たちは故意に子どもに障害を負わせた。

結論：だから，⑧数多くの非難が寄せられた。

論拠：聾は障害である。
障害は悪いことである。
故意に障害を生じさせるのは罪である。

　⑩から⑬はちょっとわかりにくい構造になっています。まず，「⑪。だから，⑩」はすぐにわかります。
　次の⑫は「すなわち」という接続詞から始まっていますので，⑫は⑪の言い換えであると読めそうです。ところが，この⑫自体がもう 1 つの論証になっています。つまり，「擁護する人は⑫望み通りの子どもを得る確率を上げるために親が何をしようとも，望み通りに結果が得られる保証はない。だから，⑬どちらの試みにせよ，遺伝子上のめぐり合わせという気まぐれには変わりはない」という論証をしています。ですから，この「すなわち」は「⑪。だから⑩」という論証全体を別の論証で言い換えていることになります。ここでは 2 つの論証として扱います。

第1部 ▸▸ 基礎編

根拠：⑪このカップルの試みと自然な子作りはある1つの点で共通している。

結論：⑩このカップルの行為を養護する意見もだされていた。
論拠：自然な子作りと共通点があれば障害児を生むことは反社会的行為ではない。

根拠：⑫望み通りの子どもを得る確率を上げるために親が何をしようとも，望み通りに結果が得られる保証はない。

結論：だから⑬どちらの試みにせよ，遺伝子上のめぐり合わせという気まぐれには変わりはない。
論拠：最終結果が導かれる生物学的メカニズムが共通であれば，その結果を求める際の考え方の違いは問題にならない。

4

根拠：背景にある原因を押さえないで，言語障害の症状だけに注目してしまう。

結論：（だから），患者のその後の治療やセラピーの計画が立てられない。
論拠：症状が同じでもその原因は複数想定可能である。

根拠：一般精神障害で見られるような言語症状と，脳の病変部位があるために生じる言語症状とは，一見似ている。

結論：（だから），神経学的な病理が背景にある可能性がある患者では，MRIなどの画像診断が重要だ。
論拠：びまん性の脳障害と巣症状とは異なる。

根拠：巣症状があることが確認される。

結論：（だから），神経内科の担当だ。
論拠：一般に，限局性の病変部位とその症状には対応がある。両者の対応が付く場合には神経内科が担当する。

根拠：特に巣症状はなく脳の代謝の問題などが背景にある。

結論：（だから），精神科の担当ということが考えられる。
論拠：限局性の病変部位がなく症状がある場合は精神科の担当である。

根拠：巣症状があることが確認されれば神経内科の担当でしょうし，特に巣症状はなく脳の代謝の問題などが背景にあれば，精神科の担当ということが考えられます。

結論：（だから）その結果によって，当然，その後の治療方針などが変わる。
論拠：対象のとらえ方が異なると，治療に対する考え方も異なる。

▶▶▶基礎編

第4章

論証を図で示す

　一般に私たちが読み書きする文章には複数の論証が含まれています。そして，各論証はほかの論証と互いに結合しあい，最終的結論を導きます。最終的結論を導くまでにそれぞれの論証同士の関係がどのようになっているのかの全体像を把握するために使うのが**論証図**です。複雑な論証を論証図にすることによって，そこで使われている根拠や結論/主張，それに論拠の内容の吟味や批判ができるようになります。たとえば，ひとまとまりの論証の中に質的に異なる論拠がみつかれば，論証全体の整合性が崩れることも考えられます。なお，ここでの論証図に関する表現は，野矢（1997）に準ずることにします。

4-1 論証のタイプ─単純論証，結合論証，合流論証

　まず，前提となる根拠から結論/主張の導出のされ方に注目して，論証を3つのタイプに分けておきます。それは単純論証，結合論証，合流論証の3つです。この3つのタイプの論証を組み合わせることによって，一見複雑にみえる議論であっても，論証全体の構造を見渡すことができます。

　論証図を書く場合には，いくつかの記号を使います。根拠をP，結論をQとした場合，「PだからQ」という論証を記号では「P→Q」と表します。→は導出を指します。単純論証は「P→Q」と表現できます。

　なお，帰納的論証では，導出が1回あればそこに必ず最低1つの論拠が介在するはずです。ですから，→のあるところにはその横にW（warrant：論拠）を添え，論証の順にW1，W2のように表現します。推定した論拠は別にリストアップして書きます（論証図1参照）。さらに，論証に使われている内容が事実（E），推測（G），意見（OP）のいずれかを区別するために，論証図の文番号の横にそれらの記号を書いておきます。

63

4-1-1 単純論証

「①今日の夕食はイタリアンにするか。②だって，昨日は和食だったから」「①彼は大学の教員だって。じゃ，②論理的に考えられるはずだよね」のように，1つの根拠から直接に結論を出すような論証を単純論証といいます。

ここで挙げた最初の「①今日の夕食はイタリアンにするか。②だって，昨日は和食だったから」を論証図にすると，次のようになります。

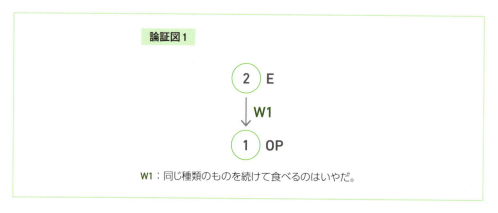

2番目の例である，「①彼は大学の教員だって。じゃ，②論理的に考えられるはずだよね」ですと，論証図は次のように表現できます。

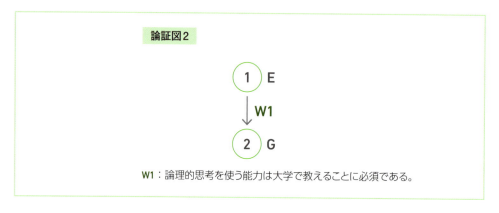

段階的に論証図が作成できるよう，各論証図についての解説を終えるたびに練習問題を出題します。まずは単純論証に挑戦してみましょう。

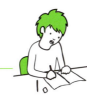

練習問題 8

1 次の文章から単純論証を取り出して論証図にしてください。

1. ①彼ってクリスチャンなんでしょう。だって，②毎週日曜日には教会に行ってるよ。
2. ①なんとなく熱っぽいな。②風邪をひいたかな。
3. ①今年の冬はやけに寒いね。②自宅にこもることが多くなりそうだ。
4. ①来月，京都に遊びに行く予定になっている。②じゃ，ホテルの予約をしておいたほうがいいな。
5. ①腰が痛い。②長い間座ったままパソコンを使っているからね。
6. ①風が強いね。じゃ，②目にゴミが入るんじゃない。だったら，③サングラスが必要かもしれないね。

4-1-2 結合論証

複数の根拠が組み合わさって1つの根拠群を作り上げ，それが一体となってある結論を導くような場合を，**結合論証**といいます。根拠同士が結合しているという意味で結合論証といいます。次の例文を見てください。

---

①彼はインフルエンザにかかったそうだ。だから，②明日は出社しない。なぜって，③インフルエンザって発症後5日間くらいは感染しやすいんでしょう。

論証図3

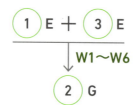

W1：人間は健康であるべきだ。
W2：病気は治すべきである。
W3：病気を治すには安静にするべきだ。
W4：安静とは体を動かさないことだ。
W5：病気を他人にうつすべきではない。
W6：インフルエンザは近くにいる人にうつりやすい。

　この例では根拠①「彼はインフルエンザにかかったそうだ」と，根拠③「インフルエンザって発症後5日間くらいは感染しやすい」の2つの根拠が呈示され，その2つが一緒になって結論②「明日は出社しない」を導出しています。つまり根拠①も③もともにインフルエンザの感染という点で共通していますので，この2つは結合していると言います。
　結合論証を記号で表現する場合には単純論証の表現のほかに，さらに次のことが追加されます。まず，2つ以上の根拠が結合する場合は＋の記号を使い，根拠同士が結合していることを示します。さらに，論証図3のように，結合した根拠の下に線を引きます（例：①＋③）。そして，これら結合した根拠が一体となって結論を導くことを示すため，この線の下から導出の→を書きます。

練習問題 9

1 次の文章から結合論証を取り出して論証図にしてください。

1. ①彼，今登山に出かけているんだって。じゃ，②携帯には出られないね。③それに，頂上でキャンプだって。
2. ①教室にもいない。②職員室にもいない。しかも，③図書館にもいない。っていうこ

とは，④カフェテリアだな。

3. ①インフルエンザに罹ったんじゃない。だって，②急に高熱が出たらしいよ。それに③全身倦怠感や筋肉痛もあるって。

4. ①彼女はロンドン出身だって。ということは②ブリティッシュ・アクセントの英語を話すはずだね。だって，③出身地の言葉を覚えるのは当たり前だからね。

5. ①日本の医療はレベルが高いね。②病院も清潔だ。じゃ，③病気になっても安心ってわけだ。それに，④医療保険も整っている。

4-1-3 合流論証

複数の内容的に異なる根拠が使われ，それぞれが独立に1つの結論を導出するような場合を合流論証といいます。

---

①仕事上のメールなどないほうがいいや。だって，②家に帰っても仕事の続きの報告を要求されて落ち着かないし，③プライベートな時間がつぶされる。

論証図4

2 E   3 E
W1   W2
↓
1 OP

W1：自宅とは時間的制約を受けない場所である。
　　人は制約を受けないと平穏でいられる。
W2：自宅にいる時間は自分が自由に使える。

この論証例では根拠②「家に帰っても仕事の続きの報告を要求されて落ち着かない」，根拠③「プライベートな時間がつぶされる」という，それぞれ内容的に異なる根拠が，それぞれ単独で結論①「仕事上のメールなどないほうがいい」を導いています。②だから①，③だから①という2つの導出があるのです。したがって，根拠からの→も2つに分かれており，この場合は2つの異なる論拠（W1，W2）が必要となります。

　結合論証の場合は内容的に共通する複数の根拠が合体し，いわば全体として1つの根拠を形成し，結論を導きます。したがって，結合論証の場合には導出も1つになります。一方，合流論証では内容的に異なる複数の根拠が使われるため，合体して1つの根拠を形成できません。つまり，それぞれの根拠から別の導出が必要となります。ただし，根拠が内容的に類似するかどうかの判断は難しい場合があり，結合論証と合流論証の区別が必ずしも明確にならない場合があります。

練習問題 10

1 次の文章から合流論証を取り出して論証図にしてください。

1. ①スマホをいじっているだけで時間が費やされるっていう感じがする。だから，②スマホなんかないほうがいいかもしれないね。それに，③スマホさえあれば何でもわかるって錯覚しがちだ。
2. ①夜は時間がたっぷりある。②体力にも自信がある。じゃ，③寝ずに試験勉強でもするか。
3. ①今年の夏はハワイに決めた。だって，②サーフィンができるし，しかも，③日本語がどこでも使えるらしいよ。
4. ①右上肢に麻痺がある。②発話の開始時に困難がみられる。しかし，③こっちの言うことは了解可能だ。だから，④運動性の失語症の可能性があるね。
5. ①論理的思考は本だけ読んでいても身につかないね。だったら，②練習問題をやって場数を踏むしかないね。それに，③知識があっても実際の場面で論理的に考えられなければ意味がない。さらに，④本だけ読んで実力のついた人に会ったことがないよ。

4-2 論証間の関係を明確にする

　単純，結合，合流論証を使って異なるタイプの論証を表現する方法もわかりました。これら3つの論証パターンを使って，複雑な論証が埋め込まれている文章を解読することができます。さっそくやってみましょう。

　次の例文から複数の論証を取り出し，その論証間の関係を論証図にしていきます。さらに，導出が行われる箇所では論拠を推定します。導出を表す→の横にWと書いて，通し番号をつけます。なお，論拠は論証図とは別に，リストを作り書いていきます。さらに，根拠が事実（E），推測（G），意見（OP）のどれであるかを判定します。

4-2-1 単純論証と結合論証の組み合わせ

---

①彼女はインフルエンザに罹っている家族のケアをしていたそうです。

②実際に彼女は熱が上がってきています。③それに倦怠感も訴えていますよ。

それじゃ，④インフルエンザに罹ったかもしれないね。

　この例文で②と③はインフルエンザの症状として知られているものですので，②と③は診断をするうえでの症状群として同じ仲間に含まれます。ここが結合論証の部分です（論証図5の色線部分）。一方，①はインフルエンザにかかる可能性の高い環境にいたということですので，診断に至るための根拠にはなりません。そこで，①は②③とは一緒にできません。①は単独で結論を導いているため，単純論証になります（論証図5の破線部分）。単純論証と結合論証を合わせた合流論証図は次のようになります。論拠も忘れずに考えましょう。

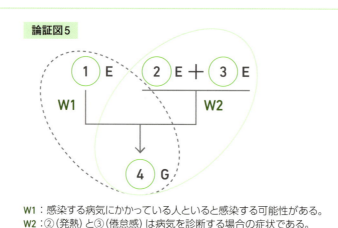

W1：感染する病気にかかっている人といると感染する可能性がある。
W2：②（発熱）と③（倦怠感）は病気を診断する場合の症状である。

4-2-2 単純論証と合流論証の組み合わせ

①10年ほど前にひどい頭痛で嘔吐したことがあると言っています。②彼は家族に片頭痛もちがいます。③先週，左上視野に透明な幾何学的模様が見えたと報告しています。もしかして，④閃輝性暗転*を伴う片頭痛じゃないかな。

*閃輝性暗転：後頭葉の血管の収縮に伴って視野内にみえる幾何学的パターンをいう。

　この文章の場合，①は本人の既往歴で，現時点の症状の③と直接的に結びつかないため，①は単純論証（論証図6の破線部分）として④を導いています。また，②は家族歴で，③は本人の訴えている症状ですから，②と③を組み合わせるわけにはいきません。しかし，②③はそれぞれが独立に④を導く根拠として使われていることから，合流論証です（論証図6の色線部分）。単純論証と合流論証が合体したのが次の合流論証図5です。

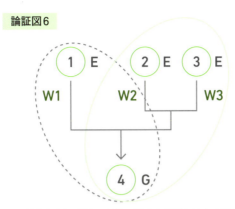

論証図6

W1：①（10年ほど前のひどい頭痛と嘔吐）は広く考えると④（閃輝性暗転を伴う片頭痛）と関連づけられる。
W2：家族歴は本人の診断に寄与する。
W3：③（左上視野に見える透明な幾何学的模様）は④（閃輝性暗転を伴う片頭痛）と密に関連する症状として知られている。

4-2-3 結合論証と合流論証の組み合わせ

①左半球の運動野損傷による右片麻痺はよく知られている。②その麻痺が上肢に出る場合は運動野でも下のほうの病変部位が疑われる。③実際に患者さんのMRI所見を確認したら左の第三前頭回の脚部に病変部位があった。④発話も非流暢だ。⑤ほぼ間違いなくブローカ失語だ。

この文章は①と②は従来から知られている経験的事実です。ともに組み合わせて診断に使われますので，根拠が結合しています。つまり結合論証です（論証図7の破線部分）。一方，③は今現在確認できた病変部の情報，④は臨床的症状です。③④は診断に使われますが，一方が画像所見，他方が症状ですので，両者に対応関係はありますが，独立と考えたほうがいいでしょう（合流論証，論証図7の色線部分）。両方合わせると次のような合流論証図になります。

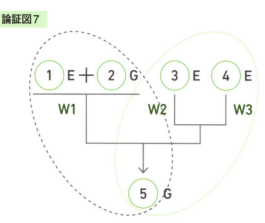

論証図7

W1：①（左半球の運動野損傷による右片麻痺）と②（上肢の麻痺）は⑤（ブローカ失語症）を導く十分条件ではないが，必要条件と考えられる。
W2：画像診断所見は事実と考えていい。
W3：④（非流暢な発語）は⑤（ブローカ失語症）を導く十分条件ではないが，必要条件と考えられる。

COLUMN 3

必要条件，十分条件

事実と一致している内容を真（すなわち，本当のこと）と言います。たとえば，「もしその動物がイルカならば，それは泳ぐ」という条件文は真です。これは「イルカは泳ぐ」と言っているのと基本的には同じことです。一方，事実と一致しない内容は偽（すなわち，嘘のこと）と言います。たとえば，「もしその動物がイルカならば，それは泳がない」という条件文は偽です。このように，真と偽は互いに否定の関係にあります。この関係を記号に置き換えると，「PならばQ」という条件文が真のとき，PはQの**十分条件**と言い，QはPの**必要条件**と言います。

それではどうして十分条件，必要条件という言い方をするかをお話しします。「Pもしその動物がイルカならば，Qそれは泳ぐ」という条件文では，「Pその動物はイルカである」は「Qそれは泳ぐ」の十分条件と言います。なぜなら，「Pもしその動物がイルカなら泳ぐ」という条件文のもとで，「Pその動物がイルカである」が真であるならば，Pの内容は「それは泳ぐ」ことを含意しています。ですから，Pだけで「それが泳ぐ」ことが真であることを判断するのに十分な情報がすでに得られていることになります。つまり，**P以外の情報をこれ以上追加しなくても，Pそれだけで十分ですよ**ということです。これがPはQの十分条件という場合の意味になります。これは「Pな

らば Q」のときには，P が Q を含意しているので，十分条件のときには演繹が起きて
いることになります。

　一方，「Q それは泳ぐ」は「P その動物はイルカである」の必要条件と言います。な
ぜなら，泳ぐ動物にはイルカ以外にもたくさんいますので，「泳ぐ」ということだけで
はそれがイルカであるとは言えません。しかし，その動物がイルカであるためには，
少なくともその条件の１つとして「泳ぐ」ことが必要です。ですから，より厳密には
「Q それは泳ぐ」は「P その動物はイルカである」の必要条件の１つということになり
ます。つまり，「それは泳ぐ」ということは，「その動物がイルカである」ということの
十分条件にはならないというわけです。これが「Q それは泳ぐ」は「P その動物はイル
カである」の必要条件ということの意味です。Q は P の必要条件の１つであるので，
Q を沢山集めれば，そこから P が導かれるかもしれない。ですから，ここでは帰納が
生じています。

　「その動物がイルカである」が真で，「イルカは泳ぐ」が偽ということは起こりませ
ん。そこで，「その動物がイルカである」と「イルカは泳ぐ」は互いに十分条件であり，
必要条件になっています。これを必要十分条件といいます。

4-2-4 単純・結合・合流論証をすべて組み合わせる

　さて，ここまで３つの論証図の単純な組み合わせをみてきましたので，次はこれら３つの
論証を組み合わせたもう少し難しい文章に挑戦してみましょう。

　これまでの文章と違うのは，最終的な結論を導くために使われる論証部分（これを**主論証**
といいます）と，その主論証を導くために使われている補助的論証（これを**副論証**といいま
す）を区別し，最後に両者を結合させるという点です。

---

　①担当の患者 A さんの症状を詳しく知りたい。それに②来週の臨床報告会での患者 A さ

んのケース報告をできるだけ偏らないものにしたい。それには③教授の意見も参考にした

い。ところが，④患者 A さんと患者 B さんの症状の類似点と相違点のどこに注目したらい

いのかわからない。だから，⑤症例に関する先行研究を広く読んでおこうと思う。結局，

⑥ケース報告の準備は広く情報を収集し，総合的に考察するに越したことはない。

　論証図にする作業は内容とは独立です。ですから，日常的な事柄であってもアカデミック

なものであっても同じように扱えます。ここで挙げた例文の論証内容は単純なのですが，その組み合わせは複雑です。

いざ，論証図を書けと言われても，どこから論証図を書き始めたらいいのか迷いますよね。そこで，まずは，最終的な結論はどれかを探し，その最終結論の導出に直接関係のある根拠を探すことから始めるのがわかりやすい方法です。論証図を書くときは論証のもっとも中心となるところから始め，だんだんに周辺に向かって論証を探します。**最終結論を導くのに直接関係している論証を主論証とよびます。**

最初にこの文章の最終結論を探します。最終結論をみつけるときは，文章中で一番抽象度の高い内容の文を探します。読んでいくと，最後の⑥がこの文章の最終結論であることがわかります。次に，この最終結論を導くために使われている根拠は何かを探します。そうしますと，直前の⑤がみつかります。さらに場所は隣接していませんが，⑤とリンクしているのは③です。この③と⑤が結合して⑥の最終結論を導いています。これが主論証です。これを論証図にします。

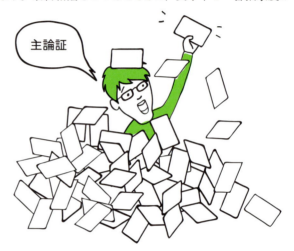

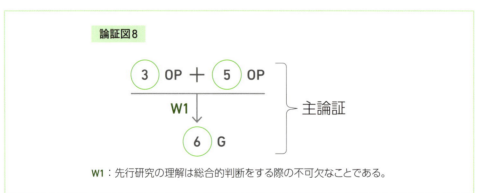

論証図8

W1：先行研究の理解は総合的判断をする際の不可欠なことである。

次に，この主論証に用いられている根拠がどこから導かれたのかを探ります。このときのポイントは根拠③と根拠⑤のどちらか一方に注意を向け，その根拠を導いている根拠を探すということです。⑤の「症例に関する先行研究を広く読んでおこう」という内容はまず②が根拠として考えられます。「②患者Ａさんのケース報告をできるだけ偏らないものにしたい。だから，⑤先行研究を読もう」という論証です。②から⑤の導出は単純論証です。さらに，①と④も先行研究を読むことを導く根拠になります。①と④は患者さんに関する情報収集という点でくくれますので，結合論証を考えればいいです。この部分が副論証です。ここ

を論証図にしましょう。論証図9の①④が結合論証，②は単純論証ですが，両方で合流論証になっていることがわかります。

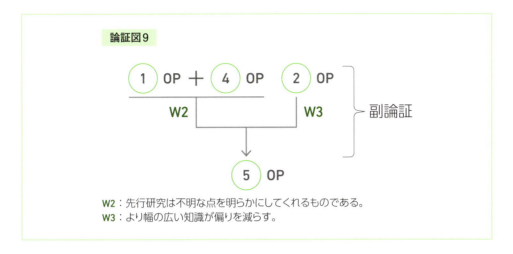

ここで副論証を主論証とつなげます。これで論証図全体が完成しました。

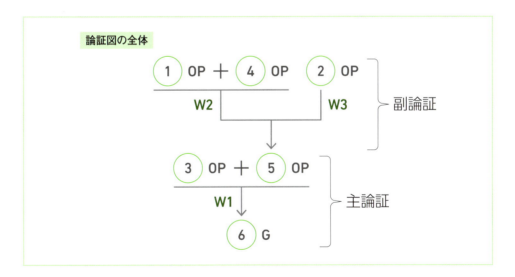

4-3 論証図を書いて見えてくること

　ここで用いた文章は短く，ごく単純なものです。このような単純な文章であっても，論証図にしてみると複数の論証が組み合わさっているのがわかります。複雑な論証をみて疑問に思うのは「はたして，この文章を書いた人は，書く前から，このような複雑な論証をしようと考えていたでしょうか」ということです。おそらくは，文章を書いた本人でもこんなことになっているとは思っていなかったのではないでしょうか。

自分の結論/主張を相手にわかりやすく提示するには簡単な論証を，単純に組み合わせることです。それには書き始める前にまず自分が用いる論証の構造と，論証間の関係をおさえ，それから文章にするという順番がいいのです。この具体的な方法は第5章で丁寧にお話しします。

　4-2-4 で扱った例文のように複雑な論証をすると，大事なことがわかってきます。それは，副論証で導かれた<u>結論/主張</u>⑤が，主論証の最終結論⑥を導くための<u>根拠の一部</u>に使われているということです。すなわち，ある論証では結論/主張であったものが，その次の論証では，前提/根拠として使われているのです。

　論証における根拠は経験的事実であることが理想的であることは再三お話ししてきました。そして，論証で導かれる結論/主張はもはや経験的事実ではない（すなわち，非経験的事実）こともお話ししました。にもかかわらず，より複雑な論証においては，その非経験的事実が論証の根拠として使われるのです。したがって，この場合の根拠の信頼性のチェックは単なる事実確認ではすみません。すなわち，当該の結論/主張にいたるまでにどんな論証がなされたのかの吟味が必要となるのです。このことをよく覚えておいてください。

　論証図を書くことが目的というわけではありません。論証図を書くことによって論証全体をとらえるのが目的です。本書における論理的思考はここから始まるのです。これでやっと，本格的に論理的思考を道具として使えるところに辿り着いたのです。

　推定した論拠を論証図に含めることは大事です。それによって異なる論拠の比較により論拠の性質の違いが判明すれば，論証間の整合性についても検討が可能となります。それに，①各論証の導出の適切性，かつ②論証間の関係の適切性について評価，検討することが可能になります。このことにより，③次の新たな議論，問題提起の生成の手がかりが得られます。ここまでやって論証ベースの論理的思考をしたということになるのです。

4章のまとめ

▶ 論証図を書くことは，一旦書かれた文章の内容を論証単位で振り返り，文章を再構成することです。

▶ 論証には単純論証，結合論証，合流論証の3つのタイプがある。たいていの文章はこの3つの論証が組み合わさっている。

▶ 論証図を作る際には，まず最終結論を探し，それを導く主論証を見つける。次にその主論証を導いた根拠がどこから導かれているかの副論証を探す。

▶ 論拠も忘れずに推定する。

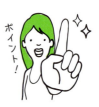

練習問題 11

1 次の文章に含まれる論証を論証図にしてください。さらに、文章に書かれていない論拠を論証ごとに推定してください。

> ①今夜の客人用の夕食を和食か洋食のどっちかに決めなくちゃ。でも、②和食にすると昆布とかつおの出汁が絶対必要だ。そのうえ、③新鮮な魚介類も必要になるかもしれない。いずれにしても④出汁をとるのは苦手だ。だから、⑤出汁をとるのを料理からはずすか。ということは⑥和食はなしで、結局⑦洋食にするしかない。⑧それに実際、僕は板前というよりシェフっていう感じだしね。

2 次の文章に含まれる論証を論証図にしてください。さらに、文章に書かれていない論拠を論証ごとに推定してください。

> ①私は、インタビューやアンケートの結果だけを扱う研究は、使い方によっては危うい気がしています。②もちろん、インタビューや聞き取りが役に立たないということではありません。③たとえば看護経験がその人にとってどのような意味をもつのか、といったテーマでは、深いインタビューをしなければ明らかにできないこともあります。④しかし一方で、人の行動にはしばしば当人も言語化できない側面があります。⑤私たちは自分で思うほど、自分の行動をきちんと意識できていません。⑥しかもそれを、一般的に流通している定型的な言葉で語りがちです。⑦そこに、実際に起こっていることとのギャップが生まれやすい気がするのです。⑧ですから、私は、一応聞き取りはしますが、どちらかというと行動観察を主軸に置いています。
>
> (細馬, 2017, p.94 より改変)

第1部 ▸▸基礎編

3 次の文章に含まれる論証を論証図にしてください。さらに，文章に書かれていない論拠を論証ごとに推定してください。

> ①偽薬を与えても効き目がある現象を「プラシーボ（偽薬）効果」と言う。②私の経験では，お腹が痛いと訴える娘に「いい薬だ」といってメリケン粉を与えたら③ケロッと治ったことがある。だから，④効くと信じて飲めば実際に効くように作用するのだ。そのため，⑤開発された試薬が現実に薬効を示すかどうかの治験では，本物と偽物の薬2種類をまったく同じ形で用意し，実験者にも被験者にも本物かどうか知らせないで効き目を調べる方法が採用されている（二重盲検法）。⑥本物の効き目との差を出さないと本当の効能が確かめられないからだ。
>
> （池内，2008，p.64 より改変）

━━━━━━━ 練習問題 **8** の解答と解説 ━━━━━━━

1

1. ②→①

W1：クリスチャンは日曜日に教会にいくものである。

2. ①→②

W2：熱は病気の兆候である。

3. ①→②

W3：人は快適な温度を好むものだ。

4. ①→②

W4：宿泊施設は時間経過とともに客室が埋まるものだ。

5. ②→①

W5：関節機能の維持には運動が必要だ。

6. ①→②→③

W6：異物が眼球に侵入するのを防ぐには目を覆うにかぎる。

単純論証が連続しています。

78

━━━━━━━━━━━━ 練習問題 9 の解答 ━━━━━━━━━━━━

1

1.

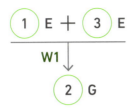

W1：遠隔地では電波が届かない。

2.

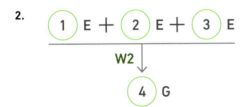

W2：行く場所はこの4か所しかない。

3.

```
 ② E ＋ ③ E
 ─────────
     W3 ↓
      ① G
```

W3：急な発熱や全身倦怠感，筋肉痛はインフルエンザの症状である。

4.

```
 ① E ＋ ③ G
 ─────────
     W4 ↓
      ② G
```

W4：彼女は英語を習得するまでロンドンで育った。

5.

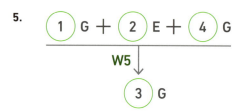

W5：医療への信頼は医療資源の充実で保障される。

練習問題 10 の解答と解説

1

1.

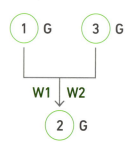

W1：時間は生産性のあることに使いたい。
W2：すべての知識はネット上にある。

「スマホをいじっているだけで時間が費やされるっていう感じがする」が「推測（G）」となるのは，「時間を費やす」が計量対象となれば，この発言内容を実証できる可能性があるためです。

2.

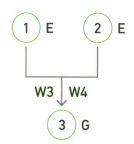

W3：時間の余裕と知識の詰め込み効率には相関がある。
W4：知識の獲得にはエネルギーが必要だ。

3.

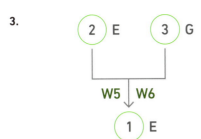

W5：サーフィンはいい波が発生するところですべきだ。
W6：コミュニケーションに問題がないことはプライオリティが高い。

4.

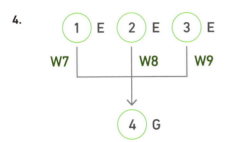

W7：右上肢の麻痺は運動性失語症の症状の一部である。
W8：発話開始時の困難は運動性失語症の症状の一部である。
W9：相手の話していることはわかることは運動性失語症の症状の一部である。

5.

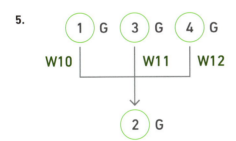

W10：読むことと実践は異なる効果をもたらす。
W11：実際の場面での応用力は実践的トレーニングが不可欠だ。
W12：今までの経験はこれからの経験を保証する。

練習問題 11 の解答と解説

1

　まず，主論証を探しましょう。この文章では⑦「洋食にするしかない」が最終結論だとわかります。次にこの最終結論⑦を導くのに直接使われている根拠を探すと，「①今夜の客人用の夕食を和食か洋食のどっちかに決めなくちゃ」と「⑥和食はなし」であることがわかります。さらに，「⑧それに実際，僕は板前というよりシェフっていう感じだしね」が根拠です。①と⑥は結合しています。一方，⑧の内容は①⑥とは違います。そこで，⑧は独立した根拠です。①⑥が E で，⑧は OP です。⑧の主張が「意見（OP）」となるのは，彼が板前というよりシェフであることを証明することは難しいためです。
　論証図にする一歩手前で，実際の文章が論証を構成している様子を書いておきます。

主論証
根拠：①今夜の客人用の夕食を和食か洋食のどっちかに決めなくちゃ
根拠：⑥和食はなし
根拠：⑧それに実際，僕は板前というよりシェフっていう感じだしね
最終結論：⑦洋食にするしかない

　この主論証を論証図にすると，以下のようになります。

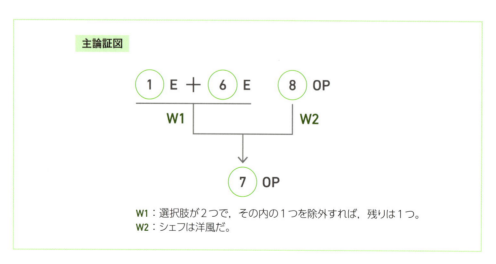

　主論証図をみてください。①＋⑥となっています。これが結合論証を表す方法でしたね。⑧は独立した根拠です。それぞれの根拠が最終結論⑦を導くために使われているのが図式化されています。2つの論証をしていますので，論拠も最低2つ推定します。
　主論証がわかったので，次は最終結論を導くために使った根拠⑥⑧がどの根拠から導かれたのかを考えます。**主論証で使われた根拠のさらなる根拠を導出する部分を副論証と言いま**

したね。すなわち，どうして「それに実際，僕は板前というよりシェフっていう感じだしね」と言えるのかの根拠は何か，また，なぜ，「今夜の客人用の夕食を和食か洋食のどっちかに決めなくちゃ」なのかの根拠を探すのです。しかし，これらを支持する根拠はここには書かれていません。これも論証図にするとすぐにわかるのです。

一方，「⑥和食はなし」という根拠については「②和食にすると昆布とかつおの出汁が絶対必要だ」と，「⑤出汁をとるのを料理からはずすか」が根拠として使われているのがわかります。この根拠②と⑤は「⑥和食はなし」を導く際に，結合しています。ですから，結合論証の形になり，両者が一体となって⑥を導いていることになります。

さらに，なぜ「⑤出汁をとるのを料理からはずす」と考えるかについては，「④出汁をとるのは苦手だ」が根拠となっています。ここは単純論証です。また，「③新鮮な魚介類も必要になるかもしれない」はここでの論証には直接関係のない主張ですので，論証図には含めません。副論証の論証図は次のようになります。

根拠：④出汁をとるのは苦手だ
根拠：⑤出汁をとるのを料理からはずすか
根拠：②和食にすると昆布とかつおの出汁が絶対必要だ

結論：⑥和食はなし

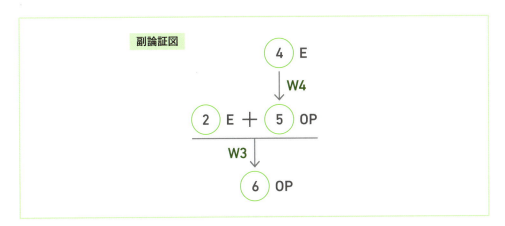

ここで，先ほどの主論証図と副論証図を合体させると，論証図全体は次のようになります。これで完成です。

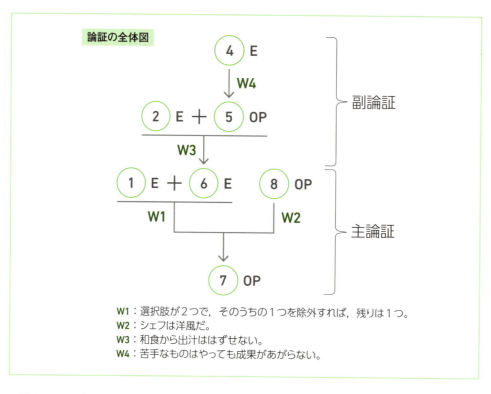

　導出→が，④からの→は⑤のみへ，そして②＋⑤の結合した根拠は結合した状態で⑥のみに引かれていることに注意をしてください。導出関係が生じている根拠と主張の間にだけ→をつけてください。

2

　論証図を描くときはまず最終結論から探します。しかし，その最終結論がすぐに見つからない場合もあります。この問題は，a) 接続詞の使われ方と，b) 各文の内容の抽象度をチェックすることで解消できます。

　接続詞の使い方からみてみましょう。②では「もちろん」という譲歩の接続詞が使われています。「もちろん」以降の文でまずは，先行する誰かの意見に一旦は同意しますね。そして，その後にくる「しかし」以降で自分の言いたいことが述べられています。ですから，ここでは②③は自分の言いたいことでないことがわかります。この時点で，②③を除いておきましょう。

　次に，文の抽象度をみましょう。抽象度を区別するには，各文が事実，推測，意見のどれなのか当てはめてみます（ 3-4 参照）。事実，推測，意見の順番で抽象度が高くなると考えておいてください。

　文の抽象度については，論証の話をした際，経験的事実（具体的）がより抽象的な結論/主張を支持することに言及しています。すなわち，**抽象度の高い内容はより具体的な内容によって支持されている必要があります**。

②③以外の文を読み，内容的にどの文がより抽象的なことを述べているかの序列をつけてみます。その視点でみますと，④⑤⑥を事実として扱えます。これがもっとも具体的な内容です。次に，①と⑦には共通して「～気がする」という表現が使われていますので，これは推測にあたります。つまり，事実よりは抽象度が高くなっています。

　④⑤⑥という人間の行動が事実として挙げられるので，そこから⑦「実際に起こっていることとのギャップが生まれやすい」が直接に導かれているわけです。その⑦の「ギャップが生まれる」という推測をもとに，①で「危うい気がする」というもう1つの推測が導かれています。

　⑦と①は似たことを言っているのですが，⑦は「ギャップが生まれやすい」とより具体的な内容になっているのに対して，①は「使い方によっては危うい」というより抽象的表現になっています。すなわち，⑦，だから①となります。これらすべてを根拠にして最終的に⑧を結論としています。

　これらを振り返りながら，実際の論証図を作ります。結論は⑧でした。その⑧の根拠は，⑧の次に抽象度が低い①です。①の根拠はそれよりさらに抽象度が低い⑦となります。この⑦は具体的な事実である④⑤⑥によって支えられています。「④⑤⑥。だから⑦」は結合論証です。また，「⑦。だから，①」，「①。だから，最終結論⑧」は連続した単純論証です。また②，③は論証に関係がありませんので，論証図には含めません。完成した論証図は次のようになります。

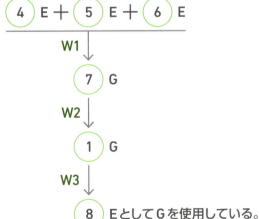

論証基本フォーム

根拠1：④人の行動にしばしば当人も言語化できない側面があります。
根拠2：⑤私たちは自分で思うほど，自分の行動をきちんと意識できない。
根拠3：⑥一般的に流通している定型的な言葉で語りがちだ。
中間結論1：⑦だから，そこに，実際に起こっていることとのギャップが生まれやすい気がするのです。
中間結論2：①私は，インタビューやアンケートの結果だけを扱う研究は，使い方によっては危うい気がしています。
最終結論：⑧ですから，私は一応聞き取りはしますが，どちらかというと行動観察を主軸に置いています。

3

「②，だから③，だから④」という論証は比較的わかりやすく，見つけやすいです。ちょっとわかりにくいのは，②「私の経験では，お腹が痛いと訴える娘に『いい薬だ』といってメリケン粉を与えたら」の部分は，「〜を与えた」というところまでが根拠になっていて，「ケロッと治った」が結論という点です。ここは単純論証が連続しています。一方，②③④が具体的事例であったのに対して，⑥はそれをまとめた表現になっています。したがって，⑥は②③④とは独立に，単独で⑤を導いています。全体では合流論証の形になっています。なお，①は論証には関係ありません。

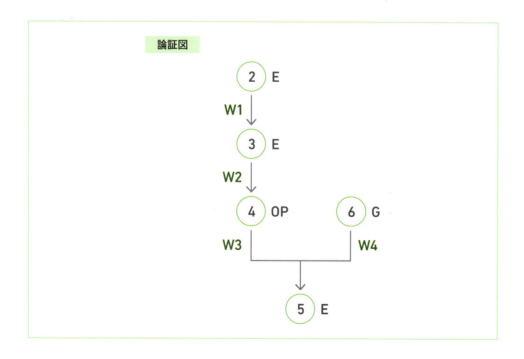
論証図

論証図の左半分を論証基本フォームにし，論拠を示します。

根拠：②私の経験では，お腹が痛いと訴える娘に「いい薬だ」といってメリケン粉を与えた。

中間結論1：③だから，ケロッと治った。

中間結論2：④だから，効くと信じて飲めば実際に効くように作用するのだ。

最終結論：だから，⑤開発された試薬が現実に薬効を示すかどうかの治験では，本物と偽物の薬2種類をまったく同じ形で用意し，実験者にも被験者にも本物かどうか知らせないで効き目を調べる方法が採用されている。

　W1（根拠だから中間結論1）：症状が消えるということは摂取したものが効いたことの証拠である。
　W2（中間結論1だから中間結論2）：親から言い聞かされると子どもはそれを信じる。
　W3（中間結論2だから最終結論）：二重盲検法により薬効についての判定が可能となる。

　論証図の右半分の，⑥だから，⑤という論証も単純論証です。それ以前の論証で一旦導いた最終結論⑤を，その後にさらに別の論証を使って補強している形になっています。この文章は2つの単純論証を組み合わせた合流論証になります。

根拠：⑥本物の効き目との差を出さないと本当の効能が確かめられない。

結論：だから，⑤開発された試薬が現実に薬効を示すかどうかの治験では，本物と偽物の薬2種類をまったく同じ形で用意し，実験者にも被験者にも本物かどうか知らせないで効き目を調べる方法が採用されている。

　W4：効き目に関して，偽物と本物の差を出す参照基準がある。

　ちなみに，このような論証構造はその全体を論証基本フォームとして表現することは困難です。論証図が威力を発揮する場面です。

第2部

▼
▼
▼

応用編

▶ ▶ ▶ 応用編

第 5 章

論理的に書く——一文一義と
パラグラフ構造の理解

　第4章まで，論理的に思考するための道具をそろえることをしてきました。みなさんの
ゴールはそれらの道具を使って実際にレポートを読んだり，書いたりすることです。

　話を始める前にこれ以降の応用編でお話しすることの大前提に触れておきます。それは，
「自分で書くものは，それが書かれた瞬間に読むための対象になっている」というごく当然
のことです。文章を書くときは，「まず，思いつくまま一度書き，それを読み返し，問題の
あるところを書き直す。さらに，書き直したものを再度読み，さらに書き換えるということ
を繰り返し，徐々に書きあげていく」というのが一般的なプロセスでしょう。言い換えるな
ら，**書くという作業の少なくとも半分程度，いやそれ以上は読んでいる**ことになるのです。

　このことからもわかりますように，書く・読むは相互依存の関係にあります。ですから，
応用編では，読み書きが行ったり来たりしても不思議に思わないでください。

　この章では，「一文一義で書く」「パラグラフ構造で書く」という2点についてお話ししま
す。「一文一義」で書くことにより，考えることの基礎単位が明確になります。そして，パ
ラグラフ構造で書くことにより，論証を文章表現すること，複数の論証間の関係を検討する
ことができるようになります。これは論証図（第4章）ともつながる話です。

　パラグラフ構造で書くという方法は読者の皆さんが学校で習った「段落で書く」と一見似
ていますが，実はまったく異なります。また，起承転結による書き方も論証ベースで思考を
表現するときは関係がありません。ここでは，段落，起承転結を忘れてください。

5-1 ▶ 一文一義で書くということ

　1つの事柄を一文で書くことを，一文一義と言います（佐渡島，2008）。つまり，**意味的
にひとまとまりとなる最小単位を句点でくぎり，1つの文で書き表す**ことを指します。本書
では，「一文一義」は思考の一歩手前の表現になります。つまり，この一文一義で書かれた
最小単位間の関係が「だから」「なぜなら」という接続詞を挟んで現れるのが思考であり，論
理です。ですから，一文一義で書くことは論理の基礎と直結しているのです。

　まずは，一文一義で書かれていない文と，一文一義で書かれている文の例を比較してみま
す。

a) 一文一義で書かれていない例

認知症が疑われる患者さんを対象に神経心理学的臨床検査を行った結果，言語，認知，構成，行為，記憶のそれぞれにおいて特に顕著な障害は認められなかったが，後日，詳細な掘り下げ検査を実施してみたら，読解，短期記憶に問題があることが判明した。

b) 一文一義で書かれている例

①認知症が疑われる患者さんを対象に神経心理学的臨床検査を行った。②その結果，言語，認知，構成，行為，記憶のそれぞれにおいて特に顕著な障害は認められなかった。③後日，詳細な掘り下げ検査を実施した。④その結果，読解，短期記憶に問題があることが判明した。

a) の例は読点がいくつもある1つの文でできています。一方，b) は a) を主語・述語からなる意味単位で区切り，4つの句点がつけてあり，4つの文から構成されています。

文章 a) のように，読点を打ち続け，さまざまな考えを1つの長い文にしてしまうのは厳禁です。なぜなら，このような書き方をすると，1つの文を構成する複数の内容の間にどんな意味的関係があるのかわかりにくくなるからです。さらに，そのような複雑な文にすると，その次の文のどの部分が，前のどの部分のどことどのように関係するかも，わからなくなります。複数の文の間の関係性について考えるのが論理ですから，文章 a) のような書き方は，論理に注意が払われていない書き方ということになります。

複数の読点で区切られているような文を最小単位で区切ると，1つひとつの文は当然短くなります。そのため，**一文一義で書くことにより，文と文の論理的関係（意味的関係）について検討しやすくなります**。さらに，**その関係を適切に表現する接続詞の選択もしやすくなる**のです。それはどういうことなのか，具体的にみてきます。

5-2 ▶ 一文一義で書いて，文と文を論理的に関係づける

b) の文章を再度読んでみますと，①と②は意味的に連続していますが，②から③がどうして導かれたのか不明です。すなわち，②と③の間には意味的に切れ目があるのです。しかし，a) の書き方ではそれが目立たず，つながって読めてしまいます。

第2部 ▶▶ 応用編

　なぜ，②「臨床検査で問題がないと判明した」のに，③「さらに掘り下げ検査」をすることになったのでしょうか。おそらくは，臨床検査だけでは拾うことのできない詳細な障害がある可能性を考えたのでしょう。そうであるなら，②と③の間にそれをつなぐ文が必要であることに気がつきます。②と③の間には，たとえば，「<u>しかし</u>，臨床検査結果で異常がないということが即，まったく機能低下がないということを意味するわけではない（②-1 としておきます）。そこで」を入れてみます。そうすると，④の意味内容とつながります。

　②-1 の文の初めに「しかし」という接続詞が使われていることに注意してください。a)の文では，文の流れ（論理的つながり）がどこで方向を変えるかの手がかりがつかみにくかったのです。それを b) の文章に書き換えると，論理的つながりが見えてきます。これは一文一義で書いたお陰です。<u>**一文一義で書くことにより，各文と文の論理的関係がより明確にされるのです。**</u>

`5-3` 一文一義で書かれていない事例とその書き直しから見えてくること

　以下の文を読んで，一文一義に直すことの意味を確認しておきます。なお，文章は架空のもので，内容は事実ではありません。

一文一義で書かれていない例文 1

> 　日本看護ケア学会が 2017 年度に実施した看護師職場実態調査によると，「普段の勤務で疲れる」と訴えた看護師は全体の 76.3% にのぼるが，そのほとんどは原因疾患が特定できないものであり，一般的で健康的な生活を送っている人たちにも日常的に認められるもので，その疲れは，慢性疲労症候群などを除けば，いわゆる病気とは区別可能なものである。

　先ほどと同様，この文に使われている読点のところで意味を区切り，一文一義にしてみます。さらに，各文の意味がその直前にくる文の意味と関係しているかどうかをキーワード（次の書き直し例 1 で下線を引いた語）に注意しながら確認していきます。また，文の意味を汲み取りながら，多少表現を変えていきます。この時点ではまだ接続詞を入れていません。すると次のようになります。

92

論理的に書く――一文一義とパラグラフ構造の理解

書き直し例 1

①日本看護ケア学会が 2017 年度に看護師職場実態調査を実施した。②その調査の結果によると「普段の勤務で疲れる」と訴えた看護師は全体の 76.3％にのぼった。③そのほとんどは原因疾患が特定できないものであった。④その疲れは一般的で健康的な生活を送っている人たちにも日常的に認められるものであった。⑤慢性疲労症候群などを除けば，その疲れはいわゆる病気とは区別可能なものである。

　文章を書く場合に一文一義にすると，前述のように，文と文の論理的関係が保たれているかどうかの確認がしやすくなります。さらに，文と文が論理的につながらないような場合に修正や変更がしやすくなります。場合によっては不必要な文を取り除くこともできます。

　書き直した文章では，①と②は「調査」というキーワードが繰り返されていますので，意味的につながっています。ちなみに，**キーワードを繰り返すという書き方は，文と文の間の論理性を保つにはもっともわかりやすい方法**です。

　次に②と③の関係はどうでしょうか。②では，「普段の勤務で疲れると訴えた看護師が全体でどのくらいの割合だったのか」という報告であり，この％は疲れの原因疾患が何であるのかとはまったく関係がありません。しかも②と③のキーワードに重複がないし，接続詞も入っていません。ですからここで両者の論理的リンクが切れていることがわかります。

　それでは，③をどうしたらいいのでしょうか。たとえば，②と③のどちらかの文を生かして，他方の内容を変更する。または，何らかの文を追加するなどの対策が考えられます。この対策で注意したいのは，文と文の論理的関係を保ちつつ，修正変更が必要であるということです。そのためには，単に③のみに注目するのではなく，②または④との関係にも注意する必要があります。

　そこで，②の内容を生かしつつ割合（76.3％）というキーワードと論理的にリンクがつくような文を考えてみましょう。1 つ考えられるのは，「③-1 その 76.3％を対象に原因疾患を探ったところ，疲れの原因と考えられる疾患が見出されたのは 4％だけであった」という主旨の文です。この修正により，割合の話と原因疾患が結びつきます。それを④とつなげるには，④のはじめに「ほとんどの看護師の疲れは」を追加しておくといいでしょう。

　ちなみに，ここでは論理的につながる文章を書くという目的だけのために，便宜上③-1 を入れました。本来，この種の根拠を実際に使うのであれば，その 76.3％の看護師を対象にした原因疾患に関する調査が必要となります。そして，その調査結果を経験的事実（根拠）として引用しなくてはなりません。

　以上のような手続きで，文章を一文一義単位に直しながら読み返します。そして直したものを使ってオリジナルの文章を書き直すと，以下のようになります。

第2部 ▶▶ 応用編

書き直し例2

①日本看護ケア学会が2017年度に看護師職場実態調査を実施した。②その調査の結果によると「普段の勤務で疲れる」と訴えた看護師は全体の76.3%にのぼった。さらに，③-1 その76.3%を対象に原因疾患を探ったところ，疲れの原因と考えられる疾患が見出されたのは4%だけであった。すなわち，④ほとんどの看護師の疲れは一般的で健康的な生活を送っている人たちにも日常的に認められるものであった。だから，⑤慢性疲労症候群などを除けば，その疲れはいわゆる病気とは区別可能なものである。

　文と文の間の論理的関係がわかってくると，必要な接続詞もわかってきます。ここでは，「さらに」「すなわち」「だから」などの接続詞を加えることで，全体が論理的にリンクした文章になります。最初の例文1（p.92）と書き直し例2を読み比べてください。書き直し例2のほうが読みやすくなっていませんか。

　では，一文一義で書く練習をしてみましょう。

94

5 論理的に書く――一文一義とパラグラフ構造の理解

練習問題 12

1 次の文章を一文一義の文に区切りましょう。さらに，区切られた各文の間に必要な接続詞を入れましょう。

> 選挙権年齢が18歳に引き下げられたことで，昨今の若者の低投票率の問題をふまえ，模擬選挙をはじめとしたさまざまな主権者教育の取り組みにより，選挙権をもたない子供の頃から，社会問題に関心を持つ機会をつくり，意見表明・参加機会の保障をしていくことが，あらためてクローズアップされるようになった。
>
> （内田，2018より引用）

2 次の文章を一文一義の文に区切りましょう。さらに，区切られた各文の間に必要な接続詞を入れましょう。

> 高血圧，糖尿病など，健康リスクを抱える人たちに対して個別指導をすることによるリスク・アプローチに限界が認識されるようになり，それに代わって，近年では，グループ・アプローチが重視されはじめているが，グループ全体を対象にしても，知識啓発タイプのアプローチは健康格差をむしろ助長する可能性もある。低所得者や失業者など，社会的に不利な人々ほど，自分自身の健康管理に気をつかう心理的余裕がないため，この種のアプローチには反応しづらいことが考えられ，これらの層の人たちへ向けた新たな対策が必要となっている。
>
> （近藤，2015，p950より改変）

第2部 ▸▸ 応用編

5-4 ▶ 論証した内容をパラグラフ構造で表現する

　みなさんはおそらく国語の時間に段落について学んだことがあると思います。『大辞泉』によると，段落とは「文章のひとまとまりを指し，長い文章を内容などからいくつかに区切り，分けたもの」と定義されています。この定義には，段落を構成するために必要な要素については何も特定されていません。「内容などからいくつかに区切り，分けたもの」という定義だけでは，内容がどんな単位で区切られるかがわかりません。つまり段落を規定する明確な定義ではないということです。ひとまず，ここから段落については忘れてください。

　一方，これからお話しするパラグラフは，段落に比べてより厳密に定義されています。**パラグラフとは，文章を書く形式の基本単位を指します。パラグラフでは，相互に論理的に関係のある複数の文の集まりが１つの結論/主張を支持するように配置されます。パラグラフに含まれる文の数は問題になりませんが，結論/主張を論証として導ける程度の長さは必要です。**

　言い換えるなら，**パラグラフは文章の内容を論証（一組の根拠と結論）単位に分けたもの**です。段落とは異なり，文章の区切り目が一組の根拠と主張の組み合わせと対応しているという点で，ひとまとまりの単位がはっきりしているというわけです。これによって，「どこで話の区切りをつけるか」を悩まないで済むのです。

5-4-1 パラグラフを構成する文の種類

　パラグラフの構成文は大まかにいって３つあります。1)「トピック・センテンス (TS)」，2)「サポーティング・センテンス (SS)」，それに 3)「コンクルーディング・センテンス (CS)」と呼ばれる文です。SS にはさらに 2-1) サポーティング・ポイント (SP) と 2-2) サポーティング・ディテール (SD) に分かれます。

　まず，TS とは，パラグラフの中で一番言いたいこと（トピック）を表現する文で，論証でいう結論/主張に対応するものです。原則として TS はパラグラフの最初に書きます。TS で根拠から飛躍した結論を書くのですから，TS は当該のパラグラフの中でもっとも抽象度の高い内容の文になります。

　次に，SS とは，TS の内容を支持する（サポートする）文で，論証では根拠にあたるものが書かれている文をさします。SS は原則として TS の直後に書きます。

　SS は SP と SD から構成されていて，SP，SD という順番で書かれます。SD には根拠（経験的事実が理想）を書きます。つまり SD はパラグラフの中でもっとも具体性の高い事実を書きます。さらに，SD が複数ある場合でそれに見出しがつけられる場合にはそれを SP として書きます。したがって，SP の表現の抽象度は TS と SD の中間的表現になります。これは後出の事例 (p.99) で確認します。

さらに，パラグラフの最後には結論を示すCSで締めくくります。CSの内容はTSと同じ内容を，言い換えて再度示します。パラグラフが長くなるような場合には，そのパラグラフが終了するところで，結論/主張を再度確認として書くということです。ただし，短いパラグラフでCSを書く必要はありません。

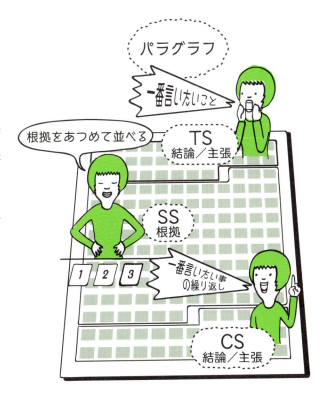

5-4-2 パラグラフの構成文とその配置

　TS，SS（SP，SD）およびCSの配置関係を押さえておきましょう。下線部分が右に書かれるほど文の内容がより具体的になることを示しています。パラグラフ内の文の抽象度を気にしてください。

トピック・センテンス（TS）

　　主張/結論部分に相当します。根拠から飛躍した結果を書きますので　パラグラフの中で抽象度がもっとも高い内容の文です。

サポーティング・ポイント（SP）

　　複数のSDをまとめて見出しをつけた文です。文の抽象度はパラグラフの中でTSとSDの中間になります。

サポーティング・ディテール（SD）

　　根拠に相当する文で，内容は経験的事実であることが理想的です。パ

ラグラフのかなでもっとも具体性が高い文です。

コンクルーディング・センテンス（CS）

　結論/主張部分の意味内容を変えずに，別の表現にして書きます。

　TS と同じで抽象度がもっとも高い文です。

　パラグラフ構造では TS で最初に自分が一番言いたいこと，すなわち，結論/主張をまず書きます。これは結論/主張を最初に書くことで読者へ一番言いたいことを印象付けるためです。さらに，パラグラフの先頭は一文字をあけて書き始めます。したがって，パラグラフの先頭は左端でそろえずに一文字空いていて，視覚的，空間的に異なるため読者の注意が向きやすい場所でもあります。ですからこの場所を効果的に使わない手はないということです。

　ついで，その主張 TS の根拠となる文を SS で書きます。ですから主張の直後に根拠を書くことにより，最初に書いた TS がどんな根拠から導かれたのかを読者にすぐに伝えることができます。

　一般的に，日本語では根拠（SS）から書きはじめ，最後に「だから」と言って結論/主張（TS）を書くという順番で書きます。この順番で書きますと，読者はその根拠が何を導くために書かれたものなのか（いわば，根拠の吟味）が，最後に書かれている結論/主張を読むまでわかりません。したがってこの書き方で書かれたものを読む場合は，一旦全体を読んでから，最初の根拠に戻りそれを吟味することになります。一方，TS，SS の順番で書くと，SS が最初に書かれている TS の内容を支持するために有効なものかどうかという観点で読み進めることができます。ですから学術的レポートなどではこの書き方のほうが効率がいいのです。

　最後に，TS と同じ内容，すなわち，結論/主張を CS で再度書きます。この CS は「このパラグラフで一番言いたかったのはこのことですよ。頭に入れておいてくださいね」と読者に再度，結論/主張をアピールする役目を果たします。言い換えるなら，パラグラフでは論証の構造を強く意識しつつ，さらに一番言いたいことである結論/主張をパラグラフの最初と最後という空間的に目立つ場所に 2 度配置しているのです。CS では TS の内容と同じことを繰り返すのですが，TS と意味内容を変えずに，別の表現にします。

　なお，TS，SS，CS という順はパラグラフで書くときのひな型ですので，「すべての文章を必ずこのフォーマットで書きなさい」と言っているわけではありません。必要に応じて，ここから変形していくことはあります。

5-5 パラグラフ構造で書くためのネタを探す

　パラグラフの構成要素とその配置についてお話ししてきましたが，そもそも，自分で何かを書き始めるときに，最初から TS や SS がすぐに思いつくわけではありません。そこで，TS，SS を取り出すプロセスについて簡単な例を使ってお話ししておきます。以下のパラグラフ構造については，Alice Ohshima（1981，1997，1999，2006）を参考にしています。

5-5-1 パラグラフの骨格を作るための簡単なブレイン・ストーミング

　「医療現場がかかえる問題について，自分の意見を論証し書きなさい」というレポート課題が出たとしましょう。ここから書きたいことの骨組み（結論/主張 TS，根拠 SS，再度主張 CS）を一気に探しにいくのは無理でしょう。そこで，ブレイン・ストーミング（以下，ブレスト）をします。ここでのブレストの例は単純なものですが，実際に大学で提出するレポートや論文を準備する場合にもそのまま適用できます。

　まずは，医療現場における問題にはどんなものがあるのか，思いつくままメモをとります。たとえば次のような事柄を思いつくかもしれません。

---

1. 患者の増加　2. ベッド数の不足　3. 医療設備投資　4. 医療の信頼性　5. 医療費の増大

6. 外国人職員の増加　7. 医師の不足　8. 外国人患者の増加　9. 医療ミス

　次に，この中から1つ，たとえば「4. 医療の信頼性」を取り上げることに決定したとします。次は，医療の信頼性で何が問題かをブレストします。そうしますと，たとえば，次のような問題が思い浮かぶかもしれません。①医療ミス防止策の不備，②責任感の欠如，③患者への説明不足，④再外来の頻度の増加，⑤医療ミス，⑥連続長時間労働，等々です。

　ここまでのブレストのリストを眺めると，医療の信頼性に関する問題では，②と③が医療関係者の患者ケアへの意識に関する問題，①と⑥が院内での環境問題に関する項目としてまとめられます。そこで，次のような骨組みをつくります。

第2部 ▸▸ 応用編

パラグラフの骨組み

> 1. 医療関係者の患者ケアへの意識の問題 (SP1)
>
> 　　　②責任感の欠如 (SD1)
>
> 　　　③患者への説明不足 (SD2)
>
> 2. 院内での環境問題 (SP2)
>
> 　　　①医療ミス防止策の不備 (SD3)
>
> 　　　⑥連続長時間労働 (SD4)

　この骨組み部分は論証における根拠に相当し，内容は経験的事実に対応しているのが原則です。

　②責任感の欠如 (SD1) と③患者への説明不足 (SD2) の2つをまとめて表現すると，「医療関係者の患者ケアへの意識の問題」(SP1) という見出しが考えられます。同じようにSD3，4のSP2は「院内での環境問題」が見出しになっています。SDが複数になる場合には，このように同類のSDを集めてそれにSPとして見出しをつけると，読者への「これからこのような種類の根拠を提示しますよ」という事前の合図になります。

　ブレストから根拠を集めましたので，これをもとに結論/主張を出します。これは帰納的論証に沿っていますので，根拠から結論/主張へ飛躍を伴う導出が必要です。ここではTS「現状の医療システムは信頼性が保証されていない」という結論を出しておきます。

　ここでTS，SP，SDの文の抽象度の違いを確認しておいてください。

論証基本フォーム
根拠1：責任感の欠如 (SD1)
根拠2：患者への説明不足 (SD2)
根拠3：医療ミス防止策の不備 (SD3)
根拠4：連続長時間労働 (SD4)

結論：(だから)，現状の医療システムは信頼性が保証されていない (TS)。

5-5-2 「現状の医療システムの信頼性問題」例をパラグラフ構造で書く

　結論を含めての骨組みができたら，パラグラフの各要素の配置ルールに従ってこれを文章にしてみます。

現状の医療システムの信頼性の問題点

> ①現状の医療システムは信頼性が保証されていない (TS)。その根拠に大きく2つの理由がある。第一に，医療関係者の患者ケアの意識の問題が挙げられる (SP1)。たとえば，②医者の患者に対する責任感が欠如している (SD1)。しかも，③患者への説明が不足している (SD2)。第二に，院内の環境問題が指摘できる (SP2)。たとえば，④医療ミス防止策の不備がある (SD3)。また，⑤医者の連続した長時間労働もある (SD4)。これらの理由から，⑥現状の医療制度には信頼性が確保されていないといえる (CS)。

最終的にでき上がったパラフラフ構造での文章はどうでしょうか。言いたいことが最初と最後にあり，その間にその言いたいことを支持する根拠が挟まっているという書き方により，伝えたいことがわかりやすくなっています。これがパラグラフで書く場合の基本形となります。フォーマルなレポートを書く場合にはコンテンツこそ違いますが，まったく同じ形式で書いてください。

5-5-3 パラグラフ構造で書かれた論証を論証図にしてみる

ここで医療の信頼性に関する問題点についてパラグラフ構造で書いた文章を論証図にしてみましょう。

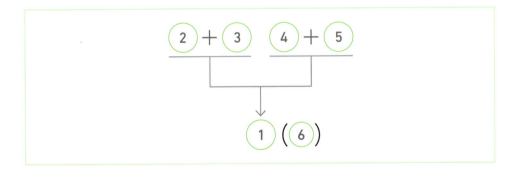

第4章で一般的な文章（パラグラフで書かれていないもの）を論証図（**4-2-4** 参照，p.73）にしました。そのときの論証図とパラグラフ構造で書かれた論証図を比較してみてください。こちらの論証図はとてもシンプルです。複数の論証間の関係がわかりやすい構造になっているのは当然ではありますが，論証図にしてもすっきりとしたものになります。レポートや論文を書くときには，これを目指してください。

第2部 ▶▶ 応用編

5-6 ▶ 事例から論証内容のわかりやすさを再確認する

　ここでは，パラグラフ構造に書かれた文章例から，論証内容がわかりやすくなっていることを確認しましょう。まず，次の例を見てください。

TS：ロボットによる最新の医療技術は多くの医師を名執刀医にするだろう。

SP1：ロボットを導入することで人間の手の運動能力の向上が可能になる。

　　SD1：ロボットは，人間の手よりも正確に動く手によって，患部の切開を最小限にとどめられる。

　　SD2：ロボットは医師が手で行うよりも，より低侵襲な手術ができる。

SP2：執刀医以外のスタッフが手術に深く関与できる。

　　SD3：ロボットを使う医師以外のスタッフは，モニターを見ながら手術をサポートできる。

　　SD4：ロボットを使う医師以外のスタッフは，執刀の一部始終を体験できる。

CS：したがって，ロボットの導入により多くの医師が精密な手術ができるようになるであろう。

（http://www.tel.co.jp/museum/magazine/medical/121012_topics_02/ を参考に作成）

　このパラグラフを論証基本フォームにします。

根拠1：ロボットは，人間の手よりも正確に動く手によって，患部の切開を最小限にとどめられる。

根拠2：ロボットは医師が手で行うよりも，より低侵襲な手術ができる。

根拠3：ロボットを使う医師以外のスタッフは，モニターを見ながら手術をサポートできる。

根拠4：ロボットを使う医師以外のスタッフは，執刀の一部始終を体験できる。

結論：（だから）ロボットによる最新の医療技術は多くの医師を名執刀医にするだろう。

　最後に，この例を実際のパラグラフ構造を使った文章で表現してみます。

> (TS) ロボットによる最新の医療技術は多くの医師を名執刀医にするであろう。(SP1) まず，ポイントの1つとして，ロボットを導入することで人間の手の運動能力の向上が可能になるということだ。それを示す具体例を2つ挙げてみる。(SD1) 第一にロボットは，人間の手よりも正確に動く手によって，患部の切開を最小限にとどめられる。(SD2) 第二に，ロボットは医師が手で行うよりも，より低侵襲な手術ができるのだ。(SP2) もう1つのポイントとして，執刀医以外のスタッフが手術に深く関与できる点が挙げられる。たとえば，ロボットを使う医師以外のスタッフは，モニターを見ながら手術をサポートできることが挙げられる (SD3)。さらに，ロボットを使う医師以外のスタッフは，執刀の一部始終を体験できる (SD4)。したがって，(CS) ロボットの導入により多くの医師が精密な手術ができるようになるであろう。

　このパラグラフ例を読んでみると，論証の内容がわかりやすい文章として配置されています。最初と最後に結論が書かれていますので，結論が強調されています。
　次の文章も最初と最後に結論が示されており，パラグラフ構造で書かれている文章です。

> ①そのとき私は，私たち専門家がみんなの健康に対する自信をなくしているのではないかと思ったのです。②私たちは健康ということを検査値として数字で表し，それをもとに保健指導をします。③異常値だった場合は，それなりに治療を勧めたり，再検査や精密検査を勧めたりします。④正常値の人にも「いまの値はいいけど，このままの生活を続けているとやがて正常値からはみだしてくるからしっかり頑張りなさい」というようなことを話します。⑤誰に対しても，「自信をもって健やかな日々を送ろう」とは話していないのではないかと思ったのです。
>
> （岩永，2017，p.357 より引用）

　ちょっと構造がわかりにくいですが，論証基本フォームにしてみると次のようになります。

第2部 ▸▸ 応用編

根拠：②私たちは健康ということを検査値としての数字で表し，それをもとに保健指導をします。

根拠：③異常値だった場合は，それなりに治療を勧めたり，再検査や精密検査を勧めたりします。

根拠：④正常値の人にも「いまの値はいいけど，このままの生活を続けているとやがて正常値からはみだしてくるからしっかり頑張りなさい」というようなことを話します。

中間結論：だから，①そのとき私は，私たち専門家がみんなの健康に対する自信をなくしているのではないかと思ったのです。

最終結論：だから，⑤誰に対しても，「自信をもって健やかな日々を送ろう」とは話していないのではないかと思ったのです。

5-7 サポーティング・ポイントを考える

　パラグラフの基本的な要素とその配置がわかったところで，SP（サポーティング・ポイント）について追加的解説をしておきます。次の具体例ではSPが空欄になっています。SD1〜3，SD4〜6をそれぞれ読んでどんな表現ができるか考えてください。

TS：アメリカの最新医療導入の積極性の意識は日本のそれより水準が高い。

　SP1：（　　　　　　　　　　　）

　　SD1：ロボット手術先進国であるアメリカでは，2011年9月末時点で1500台ものダ・ヴィンチというロボットが導入されている。

　　SD2：ロボットは心臓外科や婦人科などさまざまな医療分野の手術で使われている。

　　SD3：中でも，前立腺がん全摘手術についてはそのほとんどがロボットによって行われている。

　SP2：（　　　　　　　　　　　）

　　SD4：日本では，ロボット手術に健康保険が適用されず，高額な医療費がかかることもあり，ダ・ヴィンチの導入台数は，2012年4月時点で40台にとどまっている。

　　SD5：2012年4月より，前立腺がん全摘手術にのみ保険の適用が認められたが，それ以外の手術については，まだ認められていない。

> SD6：ロボットを使いこなすには，医師の習熟が必要であり，ロボット手術に関する指導やサポートを行う体制が確立されていない。
>
> CS：最新医療導入の積極性の意識の点で，日本はアメリカに遅れをとっている。
>
> (http://www.tel.co.jp/museum/magazine/medical/121012_topics_02/ を参考に作成)

　この例は最初に示した例よりもパラグラフの構造がちょっとだけ複雑になっているように見えます。しかし，基本的な構造にはなんら変わりません。ここの骨組みにはSPが書かれていませんが，何が入るでしょうか。

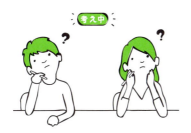

解答

> SP1：アメリカのロボット導入の現状
>
> SP2：日本のロボット導入の現状

　SD1～3には，アメリカにおけるロボット医療についての事実が書かれています。そこで，いきなり事実から始める前に，SP1で，それらの事実はまとめると「アメリカのロボット導入の現状」についてだということを読者に事前に知らせているのです。同様に，SD4～6はまとめると「日本のロボット導入の現状」であるということを，SP2で伝えているのです。繰り返しますが，SPを使うということは，これから言及する複数の内容的に同じ根拠に見出しを付けていることになります。

　それでは，この骨組みを使って，パラグラフによる文章にしてみます。

> <u>アメリカの最新医療導入の積極性の意識は日本のそれより水準が高いと言えるだろう</u>(TS)。それはアメリカのロボット導入の現状について，次の3つの事実をみればわかる(SP1)。まず，第一点目は，アメリカでは，2011年9月末時点で1500台ものダ・ヴィ

第2部 ▸▸▶ 応用編

ンチという手術用ロボットが導入されている点である (SD1)。第二点目はすでに，ロボッ
トは心臓外科や婦人科などさまざまな医療分野の手術で使われていることだ (SD2)。中で
も，前立腺がん全摘手術についてはそのほとんどがロボットによって行われている
(SD3)。次に，日本のロボット導入の現状については次の3点が知られている (SP2)。ま
ず，第一点に，日本では，ロボット手術に健康保険が適用されず，高額な医療費がかかる
こともあり，ダ・ヴィンチの導入台数は，2012年4月時点で40台にとどまっている
(SD4)。第二点目として，2012年4月より，前立腺がん全摘手術にのみ保険の適用が認
められたが，それ以外の手術については，まだ認められていない (SD5)。第三点目とし
て，ロボットを使いこなすには，医師の習熟が必要であり，ロボット手術に関する指導や
サポートを行う体制が確立されていない点が挙げられる (SD6)。以上のことから，日本は
最新医療導入の積極性の意識の点で，日本はアメリカに遅れをとっていると言えよう
(CS)。

(http://www.tel.co.jp/museum/magazine/medical/121012_topics_02/ を参考に作成)

パラグラフ構造がわかってきたところで，練習問題に挑戦してみましょう。

練習問題 13

1 次の文章を読み，(1) パラグラフ構造の骨組みをつくってください。さらに，(2) その骨組みに基づいてパラグラフで文章を書き直してください。必要に応じて SP を使い，論証に必要のない文は除外してください。

> ①この間，スマホを見ながら歩いている人がほか他の人とぶつかったのを見かけた。②混雑した階段を長い傘を前後に振りながら上がっている人がいた。③大学では授業中にスマホを使用する学生が多い。④授業に出るなら，授業に集中するほうが得ではないのか。⑤とにかく，公共の場では他者への注意と配慮が必要ではないだろうか。さらには，⑥母親が友達と夢中になって話している間に，自分の赤ちゃんが事故に巻き込まれたケースもある。⑦会議中にプライベイトな話をする社員がいたり，映画館では前の席を蹴る人がいるという有様だ。

練習問題 14

1 次の 8 つの文はバラバラな順番で書かれています。この中から TS，SP，SD に相当する文を探して，パラグラフの骨組みを再構成してください。CS は考えて書いてください。

1. 問いに対する答えは常に 1 つであるかのように教えられている。
2. 日本では，論理的思考や自分で問題提起するなどの教育を，大学入学までに行っておく必要がある。
3. 結論/主張だけを言えばそれで自分の意見表明になると誤解されている。
4. 高校では論証やそれを背景とする書き方について教えられていない。
5. 要するに，大学教育を受けるには論理の基礎については身に着けておくべきなのである。
6. 学生は何を書くにも起承転結で済むと思っている。
7. 日本では，大学で教育を受けるために必要なトレーニングがされていない。
8. 高校では問いと答えがあたかもペアで存在するように教えられている。

練習問題 15

1 次の文章は論証図を作る際に一度読んでいます (p.77)。パラグラフ構造を使ってこの文章を書き直してみましょう。そして，でき上がったものをオリジナルの文章と比較してみましょう。

> ①私は，インタビューやアンケートの結果だけを扱う研究は，使い方によっては危うい気がしています。②もちろん，インタビューや聞き取りが役に立たないということではありません。③たとえば看護経験がその人にとってどのような意味をもつのか，といったテーマでは，深いインタビューをしなければ明らかにできないこともあります。④しかし一方で，人の行動にしばしば当人も言語化できない側面があります。⑤私たちは自分で思うほど，自分の行動をきちんと意識できていません。⑥しかもそれを，一般的に流通している定型的な言葉で語りがちです。⑦そこに，実際に起こっていることとのギャップが生まれやすい気がするのです。⑧ですから，私は一応聞き取りはしますが，どちらかというと行動観察を主軸に置いています。
>
> （細馬，2017，p.94 より改変）

5-8 パラグラフ間の論理的関連性とパラグラフの移行の合図

　これまでの章で，1つの**パラグラフ内**の文と文の間の論理的つながりについては，各文章の意味や文間の接続語句に注意しながら検討しました。また，結論/主張を支えるための根拠には信頼性があるのか（事実か，推測か）をチェックしました。さらに，根拠から結論/主張の導出に適切な論拠が使われているかどうかに注意しながら検討しました。つまりパラグラフ内の点検の次に必要なのは，**隣り合わせのパラグラフ間の論理的関係を検討する**ことです。

　ここでは複数のパラグラフ間の論理的関係性を保つ方法について考えていきましょう。そうするには1つのパラグラフで何かを書いたら，その内容の中心的な考え，すなわちトピックを次のパラグラフでも引き継いでいく必要があります。これにより，自分の考えの一貫性や連続性が維持できるのです。

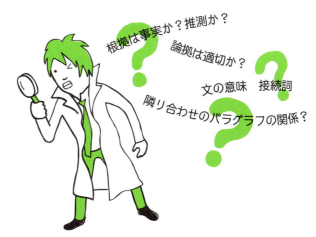

5-8-1 パラグラフ間の移行合図の表現

　パラグラフ間のつながりを示すには，**パラグラフ間の移行の合図**を使います。
　パラグラフAの意味内容を受ける形で当該のパラグラフBの先頭部分に，**移行の合図の文**を入れます。この場合，使う表現としては，a) 単語，b) 句，c) 先行するパラグラフの主たる考えの繰り返し，または，d) 先行するパラグラフを要約する文のいずれかを使います。以下に事例で示します。下線部分はTSで，色文字が移行の合図に使われている文です。

例1

P1：私たちの日常でパソコンほど影響のあるものはないであろう。つまり，私たちは先進技術の時代に生きている。新たな技術が日々開発されている。たとえば，第一に，そこにはとてつもなく大量のデータを手軽な媒体に貯蔵できたり，遠く離れた天体の写真を撮って地球へ送り返すことなどが含まれている。第二に，パソコンで私たちは地球上の誰

109

第2部 ▸▸ 応用編

とも話せるし，研究，仕事，買い物，それにエンターテイメントも可能になる。①日常におけるパソコンの影響は非常に大きいのである。

P2：②パソコンのもっとも重要な影響は自分の狭い世界を広い世界につなげるコミュニケーションの拡大にある。たとえば，東京で，病の床に就いたままでも，ニューヨークにいる友達とskypeできる。イギリスに住む学生がアメリカのボストンにある図書館の中からレポート作成に必要な文献を検索し，読むことができる。複数のパソコンの使用者が同時に話し合いをすることも可能だ。オンラインで結婚相手を探すのも珍しいことではなくなった。③パソコンによるコミュニケーションの拡大はとどまるところを知らない。

P3：④コミュニケーションを拡大するということのほかにも，パソコンのおかげで自宅で仕事をすることも可能となっている。たとえば，オンラインでの買い物，レストランや劇場の予約，友人へのプレゼントの郵送，株の売買，税金の支払いなどすべてパソコンで処理できる。これは忙しい人にとっては大変ありがたいことである。

まとめるなら，パソコン時代が到来して私たちの生活が大幅に変化したということである。パソコンはコミュニケーションや仕事を簡単にできるようにし，情報へのアクセスを増大させた。パソコンがもたらすこれからの未来は想像を超えている。

(Alice Ohshima, Ann Hogue, 1997 を参考にして作成)

　この例文のP1の①では「日常におけるパソコンの影響は非常に大きい」と主張しています。そして次のP2のTSではそれを受けて，「②パソコンのもっとも重要な影響は自分の狭い世界を広い世界につなげるコミュニケーションの拡大にある」としています。すなわち，P1の主張のポイントである「パソコンの影響」というパソコンについての肯定的なポイントが，P2でもそのまま引き継がれているのがわかります。この②の前半部分が**パラグラフ間の移行の合図**です。

　さらに，P2の「③パソコンによるコミュニケーションの拡大はとどまるところを知らない」というCSを受けて，今度はP3のはじめで，「④コミュニケーションを拡大するということのほかにも」としてあります。このようにコミュニケーション以外のパソコンの肯定的影響について，これから言及するという移行の合図が書かれています。

110

> 5 論理的に書く——文一義とパラグラフ構造の理解

5-8-2 実際のレポート例でパラグラフ内，パラグラフ間の関係を検討する

　これからいくつかのパラグラフからなる文章を読み，添削しながら，それをより完成に近い文章に書き直していきます。その際，未完成の文章のどの点をチェックしていけば，より論理的な文章に書き直せるかについてお話ししていきます。この未完成の文章を自分が書いたものと想定してください。そして，これを書き直そうとするときに，基礎編で学習したことを参照してください。

　この文章は，統合失調型パーソナリティに関する序論の下書きです。4つのパラグラフで構成されています。それぞれのパラグラフでの結論/主張を確認し，かつ，パラグラフ間の関係を考えながらまずは読んでください。なお，下線部分は各パラグラフの結論/主張です。

統合失調型パーソナリティの例文

　P1：統合失調症は幻聴[1]や幻覚[2]，妄想[3]などを伴う精神疾患であり，その症状の多様性から，病名は幾度も改名され，古くから研究がなされてきた。しかし，その原因は未だ明らかにされていないうえ，100人に1人もの確率で，(TS) 多くの人が発症するとされる難病であり，現在もさまざまな分野で研究対象とされている。

　P2：また，(TS) 健常者においても統合失調症と類似した症状を経験しやすい性格特性として，統合失調型パーソナリティがある。Meehl（1962）は，統合失調型パーソナリティをもつ人は，統合失調症を発症させる遺伝要因をもつと考え，統合失調症の生物学的・遺伝的な基盤の存在を主張している。その一方，Claridge（1997）は，統合失調型パーソナリティをより性格特性的なものととらえ，環境などの影響によって誰しもがもち得る心理学的なものであると主張している。いずれの立場においても，統合失調型パーソナリティは「病理として治療の対象ではない段階」ととらえられるだろう。

　P3：(TS) 統合失調症の傾向を探る研究では，臨床的診断や質問紙調査などが使用され，症状や性格特性が測定されるが，運動の順モデル[4]に注目した研究も行われている。順モデルに基づいた研究では，統合失調症患者にみられる幻聴や妄想などの症状は行為主判別障害[5]が原因とされている（Blakemore, Goodbody, & Wolpert, 1998）。ある行為を誰がし

111

第2部 ▶▶ 応用編

たのか判別できないことが，幻聴やさせられ体験[6] につながると考えられている。

　P4：統合失調症と行為主判別障害の関連を検討する研究は行われてきたが，純粋に運動制御の成績を検討した報告は少ない。運動学的理論で説明される行為主判別障害が，健常者の統合失調型パーソナリティにも当てはまるかどうかを検討する余地は十分にある。そこで本研究では，統合失調症と統合失調型パーソナリティは性格的には連続的なものであると考えた。そこでまず，健常者を対象に質問紙調査をすることで，統合失調型パーソナリティ傾向にある①健常者と②そのような傾向がない健常者に分けた。これらの被験者を対象に，運動制御実験を行い，(TS)「行為主判別機能」を反映すると思われる運動成績にも①②の間に連続的な成績が得られるのかを検討する。

（安藤，2014 より改変）

注1　幻聴：外界から何の刺激もないのに，何かが聞こえるように感じること。
注2　幻覚：外界から何の刺激も受けていないのに，受けたように感じること。
注3　妄想：ないことに対して病的原因から抱く，誤った判断，確信。
注4　順モデル：これから自分を行う運動の結果を予測するモデル。
注5　行為主判別障害：自分自身がした運動行為と他者がした運動行為が区別できない障害。
注6　させられ体験：ある行為を誰かにさせられていると感じること。

5-8-3 パラグラフ間の論理的・意味的関係性をチェックする

　前述しましたように，パラグラフの先頭は結論/主張 TS から始めます。そうであるなら，パラグラフ間の意味的関係がつながっているかは，各パラグラフの先頭にある TS 間の意味的関係性をチェックすればいいはずです。ところが，実際にはそういかないケースがあります。なぜなら，2 番目以降のパラグラフの先頭の文（語句）はその直前のパラグラフとの意味的関連性をつける文（語句），すなわち，**パラグラフ間を結合させる合図**が必要だからです。つまり，2 番目以降のパラグラフでの TS はパラグラフの先頭ではなく，2 番目ないし3 番目にあるのです [図7]。

　このことを踏まえて，統合失調症パーソナリティの例文を検討しましょう。最初に，各パラグラフで下線がひかれた（TS）を抜き出し，それらの間に意味的関係があるかどうかをチェックします。このとき，論証の形式をとっていない文章も含まれることがありますので，常に論証における結論を探すということにはなりません。以下に，例文の各パラグラフの TS を取り出します。

5 論理的に書く――文一義とパラグラフ構造の理解

P1：TS. (最初のパラグラフのTSは先頭に書く) →SS1. →SS2. → CS.
P2：P1からP2への移行の合図の文または語句。TS.〔2番目のパラグラフの主張 (2番目のパラグラフなのでTSは先頭には書けない)〕→SS1. →SS2. → CS.
P3：P2からP3への移行の合図の文または語句。TS.〔3番目のパラグラフの主張 (3番目のパラグラフなのでTSは先頭には書けない)〕→SS1. →SS2. → CS.

図7　パラグラフ間の移行の合図の位置

P1：(TS) 統合失調症は多くの人が発症するとされる難病であり，現在もさまざまな分野で研究対象とされている。

P2：(TS) 健常者においても統合失調症と類似したな症状を経験しやすい性格特性として，統合失調型パーソナリティがある。

P3：(TS) 統合失調症の傾向を探る研究では，臨床的診断や質問紙調査など使用され，症状や性格特性が測定されるが，運動の順モデルに注目した研究も行われている。

P4：(TS)：「行為主判別機能」を反映すると思われる運動成績にも①②の間に連続的な成績が得られるのかを検討する。

　それぞれのTS間の関係を検討すると，上記4つのパラグラフ間には論理的関係がないことがわかります。たとえば，P1のTSは「統合失調症が現在もさまざまな**分野で研究されている**」ということです。P2のTSは「健常者でも**統合失調症と類似する症状を体験する**」ということですから，両者にはなんら意味的関係がありません。この時点で，P1とP2は互いに関係のないことを並べて書いたものであることがわかります。

　ちなみに，TSで「さまざまな分野で研究されている」と主張するなら，P1の主張の後には，そのさまざまな分野での研究 (その一部) を具体的に示さなくてはなりません。そうでないと，多岐にわたる分野で研究されているという主張が言いっ放しで終わってしまいます。ある文をその直後に書く文との意味的関係を考慮しないで書いてしまうと，このようなことが多発します。

　同様に，P2とP3の間にも意味的関係はありません。P2のTSは「健常者でも統合失調症と類似する症状を体験する」であり，P3のTSは「統合失調症の傾向を探る研究では，運動学的側面に注目した研究も行われている」ということです。仮に，P2の主張を「健常者で

113

第2部 ▶▶ 応用編

も統合失調症と類似する症状を体験する」のであれば，それ以下の SS では，両者で類似する具体的症状について言及する必要があります。以下，同様に，ほかのパラグラフ間も意味的に関係がないことがわかります。

ここで注意したいのは，**最初のパラグラフはその前のパラグラフがない**という当たり前のことです。ですから，最初のパラグラフでこれから述べたいことの方向性を前もって決めておく必要があるのです。2番目のパラグラフからは常にその前までに書かれたパラグラフと意味的に関連することしか書けないため，「2番目のパラグラフでの TS」を何にするのかを事前に考えずに，最初のパラグラフを書くことはできません。何も考えずに最初のパラグラフを書き始めると，「誰もが言いそうで，皆に受け入れられそうな，よく見聞きすること，ごく一般的なこと」を最初のパラグラフでなんとなく書いてしまいがちです。これは厳禁です。

5-8-4 取り出した TS 間の論理的関係性をつける

先ほど取り出した TS 間には論理的関係がありませんでした。そこで，論理的関係をつけていきます。最初は，当該のパラグラフの1つ前のパラグラフに含まれる TS のキーワードが，当該のパラグラフにもキーワードとして引き継がれるようにすることです。色文字の部分をキーワードまたはキーフレーズとします。矢印はキーワード間のつながりを示しています。

なお，この例文はパラグラフ構造で書かれていません。そこで，パラグラフ間を調整したのち，パラグラフ内も整えます。

パラグラフ間の論理的リンクをつけた例

P1：(TS) 多くの人が統合失調症を発症するとされる難病であり，現在もさまざまな分野で研究対象とされている。

P2：また，(TS) 健常者においても統合失調症と類似した症状を経験しやすい性格特性として，統合失調型パーソナリティがある。統合失調型パーソナリティの説明に Meehl (1962)，Claridge (1997) はそれぞれ異なる理論を提示している。

P3：(TS) 統合失調症の傾向を探る研究では，Meehl (1962)，Claridge (1997) とは異なる立場からの運動の順モデルに注目した研究も行われている。そのモデルでは統合失調症患者にみられる幻聴や妄想などの症状は行為主判別障害が原因とされている (Blakemore, Goodbody, & Wolpert, 1998)。

P4：統合失調症と行為主判別障害の関連を検討する研究は行われてきたが，純粋に運動制御の成績を検討した報告は少ない。健常者を対象に質問紙調査をすることで統合失調型

パーソナリティ傾向にある①健常者と②そのような傾向がない健常者に分け，運動制御実験を行い，(TS)「行為主判別機能」を反映すると思われる運動成績にも①②の間に連続的な成績が得られるのかを検討する。

パラグラフ間の論理的リンクを確認します。まず，P1 に「統合失調症はさまざまな症状を伴う」というキーワードがあります。その症状との関係で P2 の統合失調型パーソナリティが登場し，それを説明するモデルが 2 つ紹介されています。次いで，P3 でそのパーソナリティを説明する第三の説として，行為主判別障害説が出てきます。さらに，P4 でその行為主判別障害説が統合失調型パーソナリティの説明になるかを検討するとつながります。

このように最初のパラグラフで提示した中心的なトピック（統合失調症）をキーワード・キーフレーズとして特定し，それが次のパラグラフにも中心的話題として引き継がれているのがわかります。これが考えを論理的につなげていく基礎です。

5-8-5 パラグラフ内，パラグラフ間に論理性をもたせて本文を書き直す

オリジナルの例文はパラグラフ構造で書かれていませんでした。そこで，先ほどパラグラフ間の論理的リンクを**移行の合図**を使って，各パラグラフを完成していきます。その際，必要に応じてオリジナルにはなかった TS，CS，接続詞を追加していきます。

P1：(TS) 統合失調症 (Schizophrenia) はさまざまな症状を伴う，高頻度で発症する精神疾患である。たとえば，症状としては幻聴や幻覚，妄想，させられ行動などが知られている。これらの症状を伴う統合失調症の発症は 100 人に 1 人の確率であり，多くの人が統合失調症を発症するとされている。すなわち，(CS) 多岐にわたる症状と高頻度発症率が統合失調症を特徴づけている。(一般的に知られる統合失調症の解説をする P)

P2：統合失調症のさまざまな症状には精神病理に特有でないものがある（P1 から P2 へのパラグラフの移行の合図文）。たとえば，健常者においても統合失調症と類似した症状を経験しやすい性格特性として，統合失調型パーソナリティがある。(TS) このパーソナリティについては，従来 2 つの異なる説明があった。第一は，Meehl (1962) は，統合失調型パーソナリティをもつ人は，統合失調症を発症させる遺伝要因をもつと考え，統合失調

症の生物学的・遺伝的な基盤の存在を主張している。第二は，Claridge（1997）は，統合失調型パーソナリティをより性格特性的なものととらえ，環境などの影響によって誰しもがもち得る心理学的なものであると主張している。(CS) この2人の説が従来から知られる説である。(統合失調型パーソナリティを説明する理論の紹介)

P3：Meehl（1962），Claridge（1997）らの理論とはまったく異なる立場から統合失調症を説明する運動の順モデルがある（P2の内容も受けたP3のパラグラフの移行の合図文）。(TS) この理論では，統合失調症患者にみられる幻聴や妄想などの症状は行為主判別障害が原因とされている（Blakemore, Goodbody, & Wolpert, 1998）。すなわち，ある行為を誰がしたのか判別できないことが，幻聴や，させられ体験につながると考えられている。したがって，(CS) 統合失調症の障害メカニズムは順モデル障害としてとらえることが可能である。(統合失調症を説明する新しい理論を紹介するP)

P4：Blakemore, Goodbody, & Wolpert（1998）は統合失調症と行為主判別障害の関連を検討してきた。(P3の内容を受けたP4へのパラグラフの移行の合図文) しかし，統合失調症パーソナリティを対象に運動制御の成績を検討した報告は少ない。そこで，(TS) 本研究では運動学的理論で説明される行為主判別障害が，健常者の統合失調型パーソナリティにも当てはまるかどうかを検討する。より具体的には統合失調型パーソナリティ傾向がある (1) 健常者と (2) そのような傾向がない健常者に分け，運動制御実験を行い，「行為主判別機能」を反映すると思われる運動成績にも①②の間に連続的な成績が得られるのかを検討する。(CS) 統合失調型パーソナリティ傾向のみられる健常者においても順モデル障害に相当するものが示されるか検討する。(本研究の目的を示すP)

　この例文では，アウトライン（何をどの順番で書くのかの目次）が準備されないまま書かれた例をとりあげました。そのため，添削の手順として，1.下書き状態における各パラグラフのTSを抽出しました。ついで，2.抽出したTS間が論理的関係になるようにキーワードを結んでいく方法をとりました。次に，3.移行の合図文を使って，a) 当該のパラグラフより1つ前のパラグラフの内容を b) 当該のパラグラフの先頭の文が引き継ぐように修正しました。最後に，4.その構造をベースに各パラグラフ内の文章を変更しつつ，全体を書き換えました。

COLUMN 4

パラグラフを基礎単位とするレポート構成の基礎

ここでは複数のパラグラフを使ってひとまとまりの論証をする場合の工夫をお話ししましょう。次の役割の異なる3つのパラグラフを用意します。それは，序論パラグラフ（Introductory Paragraph：IP），支持パラグラフ（Body：B），結論

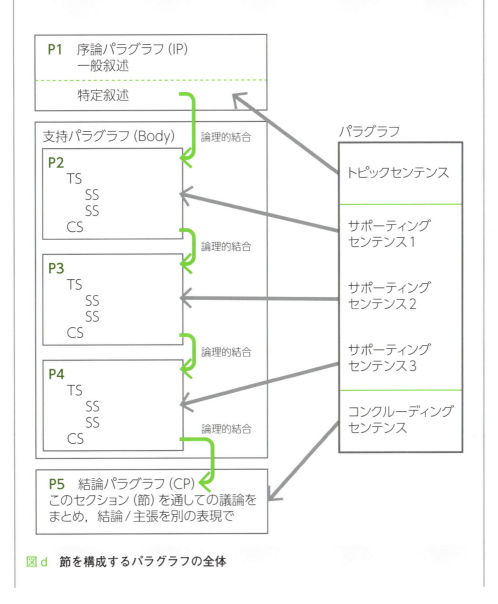

図d　節を構成するパラグラフの全体

パラグラフ (Concluding Paragraph：CP) の 3 つです。

図 d はある節を構成するパラグラフの全体を示しています。IP はパラグラフの TS に相当し，Body は SS (SD) に相当し，CP は CS に相当します。図 d はパラグラフを構成する要素 (TS，SS，CS) をより大きな単位でとらえているということになります。1 つのパラグラフの中の TS，SS，CS 役割と，複数のパラグラフ全体における IP，B，CP との対応関係を確認してください。

序論パラグラフ (IP)

IP は大きく，一般叙述と特定叙述に分かれます。一般叙述には，次の 2 点が含まれています。

(1) 当該のレポート，論文などで扱うトピックを一般的に表現し，トピックの導入とする。
(2) 展開する内容に直接関係する一般的トピックについて言及する。

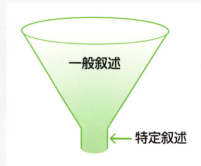

図 e　一般叙述から特定叙述への移行のイメージ

IP は漏斗のようなイメージ [図 e] で，一般的でより広い話題から始め，自分がレポートで問題にする内容へと絞り込みます。話題の最初が広く，徐々に狭くしていき，レポートが扱うトピックへと移っていくというイメージです。このときに注意するべきは，レポートの話題と無関係ではないにしても，あまりにも一般的なことや抽象的なことを書かないということです。

最初の数行で一般叙述を終え，その後の文章は順次よりレポートの内容に焦点をあてた文 (特定叙述) になっていきます。そして，IP の最後のもっとも特定的な内容に向けて徐々に絞り込みます。念頭に置きたいのは，後続の文の内容は常にその直前の文の内容よりも特定的，具体的である必要があるということです。漏斗のイメージにように，広く一般から狭く特定への流れを作るということです。そして，IP の最後の文は特定叙述につながる文でなくてはなりません。

特定叙述は一般叙述の最後の部分で，それには次の点が含まれています。

(1) 主たるトピックに言及する。
(2) 主たるトピックのサブトピックのリストに言及する。
(3) レポート全体がどのように構成されているかについて触れる。

IPでもっとも重要なのが特定叙述です。まず，レポートなどで扱うある特定のトピックに言及します。場合によってはその主たるトピックのなかでどんな点に触れるのかをリストアップします。言い換えるなら，Bodyで議論されるサブトピックに簡単に触れておきます。Bodyでは一般に複数のサブトピックを扱いますので，その内容を簡単に書いておきます。さらに，レポートの全体的構成がどうなっているかについても言及しておきます。

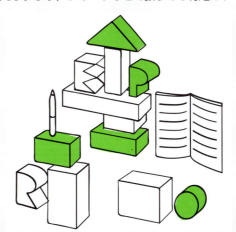

支持パラグラフ（Body）

IPの次に書くのはBody（B）と呼ばれている一連のパラグラフです。これは1つのパラグラフにおけるSSと同じ役割をする部分に相当します。すなわち，複数のBody（論証）がIPの特定叙述をサポートする根拠となるわけです。1つの論証の場合と違うのは，サポートのために用いる根拠が経験的事実ではなく，根拠として論証が用いられるということです。

Bodyで複数のパラグラフ（論証）を書くには，書き始める前にどんな内容を，どの順で書いていくかについて事前に十分考えておく必要があります。

結論パラグラフ（CP）

最後にCPで，最初のIPで書いた主たるトピックをまとめ，再度確認するようにします。すなわち，Bodyで論じられた内容のポイントをまとめることをします。そして特定叙述を，意味を変えずに別の表現で書き直します。そして，Bodyで示した情報（根拠）を背景に，主たるトピックについての最終的コメントを述べます。「結論として」などの表現を使い，これがCPであることを表明します。ここはレポートの最後の部分ですから，読者が印象に残るようなインパクトのある表現にするといいでしょう。

5章のまとめ

- 論理的な文章を書く際には，まず一文一義で書く。つまり，主語と述語をペアにした考えの最小単位の文でパラグラフを構成する。一文一義で書くことにより文と文の間の論理的，意味的関係がより明確にできる。

- パラグラフ構造は論証内容を文章として表現する場合に最適な書き方である。パラグラフで書く場合は，一般に，TS として結論/主張から始める。そして，その後に根拠 SS を書く。最後に，CS として結論/主張を再度書く。この書き方により論証の構造をはっきりと表現できる。

- 複数のパラグラフで議論を展開していく場合には，パラグラフとパラグラフの間の論理的関係にも注意する。その場合には，パラグラフ間の移行の合図が必要である。これを入れることで，1 つのパラグラフでの結論/主張が後続のパラグラフの結論/主張に論理的につながる。

- 1 つのパラグラフから始まり，複数のパラグラフが集まり，次第にレポートの形になる。そのときに，節なり章を構成する最初のパラグラフを序論パラグラフ，それを支えるパラグラフを支持パラグラフ，さらに最終的に結論パラグラフを使う。これら 3 つの異なるパラグラフ群は 1 つのパラグラフ内にある TS，SS，CS にそれぞれ対応している。

- 長いレポートなどを書く場合には，自分に向けての目次であるアウトラインを書くことが重要である。何かを書き始める前に，まずはアウトラインを書いて全貌をつかみ，論理的問題を解消してから書き始める。

- アウトラインを書く際には，COLUMN 4 を参照しながら書く。

5 論理的に書く——一文一義とパラグラフ構造の理解

練習問題 12 の解答と解説

1

> ①選挙権年齢が18歳に引き下げられた。しかし，②昨今の若者の低投票率の問題をふまえておく必要がある。だから，③模擬選挙をはじめとしたさまざまな主権者教育の取り組みがなされている。つまり，④選挙権をもたない子供の頃から，社会問題に関心を持つ機会をつくる取り組みである。このような理由で，⑤子供の意見表明・参加機会の保障をしていくことが，あらためてクローズアップされるようになった。

　この文章はパラグラフが終了するまで1つも句点が使われていません。読点で区切られている各々の文の内容がほかの文のどこにかかっていくのがわからないまま最後まで書かれています。そのため，句点がどこに入り，どの接続詞をどこへ入れるかは自明ではなく，一文一義にするには工夫が必要な文章です。

　まず，①と②の関係について考えてみます。一般に選挙権年齢が引き下げられるのは国の政策に若者の意見が反映されるので肯定的なことであるはずです。ところが，日本では若者の投票率が低いことは知られています。それは社会的に否定的なことだと受け止められています。ですから，①と②は同じ向きのことについて言及していません。②と①を直接つなぐと，逆接ではありませんので，「しかし」を入れるのに抵抗があります。ところが，①と②の背景に含まれている肯定と否定を考えると，接続詞「しかし」が使えます。これは苦肉の策ではありますが。

　オリジナルの②は「～をふまえ」で終わっていますが，ふまえることを必要性と考えれば，「～をふまえておく必要がある」という文として完結できます。そうしますと，次の③は，②から導かれた結論ととらえることができます。「②。だから③」という論証です。④は③の言い換えですから，接続詞は「つまり」を使います。最後に，③と④をひとまとめにした根拠として（結合論証）⑤が導かれます。ここでは接続語句として「このような理由として」を入れておきます。

2

　高血圧，糖尿病など，健康リスクを抱える人たちに対して個別指導をすることによるリスク・アプローチに限界が認識されるようになった。それに代わって，近年では，グループ・アプローチが重視されはじめている。しかし，グループ全体を対象にしても，知識啓発タイプのアプローチは健康格差をむしろ助長する可能性もある。なぜなら，低所得者や失業者など，社会的に不利な人々ほど，自分自身の健康管理に気をつかう心理的余裕がない。つまり，この種のアプローチには反応しづらいことが考えられる。したがって，これらの層の人たちへ向けた新たな対策が必要となっている。

121

第2部 ▶▶ 応用編

===== 練習問題 13 の解答と解説 =====

1

【パラグラフの骨組み】

> TS：公共の場では他者への注意と配慮が必要である。
> SP1：他者を傷つける可能性のある行為を見かける。
>   SD1：スマホを見ながら歩いている人がほかの人とぶつかった。
>   SD2：混雑した階段を長い傘を前後に振りながら上がっている人がいた。
>   SD3：母親が友達と夢中になって話している間に，自分の赤ちゃんが事故に巻き
>   込まれたケースがある。
> SP2：人が集まる場所で他者への迷惑になる行為を見かける。
>   SD4：会議中に私語を慎まない社員がいる。
>   SD5：映画館で前の席を蹴る人がいる。
>   SD6：授業中にスマホを使用する学生が多い。
> CS：外出したら，他者への注意を払い，他者への配慮をしなくてはならない。

【パラグラフ構造で書く】

> 　TS：公共の場では他者への注意と配慮が必要である。外を歩いていて，SP1：他
> 者を傷つける可能性のある行為を見かける。たとえば，次のようなことを実際に目
> 撃したことがある。SD1：スマホを見ながら歩いている人がほかの人とぶつかった。
> SD2：混雑した階段を長い傘を前後に振りながら上がっている人がいた。SD3：母
> 親が友達と夢中になって話している間に，自分の赤ちゃんが事故に巻き込まれた
> ケースもある。さらに，SP2：人の集まる場所で他者への迷惑になる行為を見かけ
> る。SD4：会議中にプライベートな話をする社員がいたり，SD5：映画館では前の
> 席を蹴る人がいる。また，SD6：大学では授業中にスマホを使用する学生が多い。
> だから，CS：外出したら，他者への注意を払い，他者への配慮をするべきだろう。

パラグラフ構造で書く場合の注意点

　まずは，この文章の結論部分を見つけましょう。それはこの文章の中で内容的にもっとも抽象度の高い表現になります。なぜなら，結論は根拠から飛躍して得た結果ですから，根拠よりは抽象的になっているはずです。そうしますと，⑤がもっとも抽象度の高い内容になっているのがわかります。

　次に，この⑤を支持する根拠を探しますと，①，②，⑤は自分が何かに夢中で他者への注意が払われていない事例であるとわかります。一方，③，⑦，⑧は人が1か所に集まっている場所で他者への配慮が欠けている事例です。

　これらの根拠を集めたら，ひとまとめにできる根拠（①，②，⑤と，③，⑦，⑧）にそれぞれ見

出し的文をつけます。これが SP です。ここでは①，②，⑤はともに「他者を傷つける可能性のある行為」としてまとめ，SP1 とします。また，③，⑦，⑧は「人の集まる場所で他者への迷惑になる行為」としてまとめることができます。これが SP2 です。また，④はここでの論証とは関係がありませんので，削除します。最後に，CS では TS と同じ内容を少し異なる表現で書きます。

=== 練習問題 **14** の解答 ===

1

> TS：日本では論理的思考や自分で問題提起するなどの教育を大学入学までに行っておく必要がある。
> SP1：日本では，大学で教育を受けるために必要なトレーニングがされていない。
>   SD1：高校では問いと答えがあたかもペアで存在するように教えられている。
>   SD2：問いに対する答えは常に１つであるかのように教えられている。
> SP2：高校では論証やそれを背景とする書き方について教えられていない。
>   SD3：結論/主張だけを言えばそれで自分の意見表明になると誤解されている。
>   SD4：学生は何を書くにも起承転結で済むと思っている。
> CS：要するに，大学教育を受けるには論理の基礎については身に着けておくべきなのである。

=== 練習問題 **15** の解答と解説 ===

1

> 　TS：⑧私は一応聞き取りはしますが，どちらかというと行動観察を主軸に置いています。SP1：①私は，インタビューやアンケートの結果だけを扱う研究は，使い方によっては危うい気がしています。このように考える根拠は次の４つです。まず最初は，SD1：④人の行動にしばしば当人も言語化できない側面がある点。第二点目に，SD2：⑤私たちは自分で思うほど，自分の行動をきちんと意識できていない点。第三点目に，SD3：⑥人の行動を一般的に流通している定型的な言葉で語りがちである点。最後に，SD4：⑦聞き取りと実際に起こっていることとのギャップが生まれやすい点，です。したがって，聞きとりが無効であるとは言いませんが，私は行動観察を主軸に置いているのです。

　①はほかより抽象度が高い表現ですので，これを SP として使います。②③は論証と関係がないため，パラグラフには含めません。

▶▶▶応用編

第6章

論理的に読む

　本書で言う「読む」とは，読む対象となる文章を一旦分解し，再構築する作業のことを指しています。これをすることにより，著者が当該の文章を完成させるまでにどのような思考を，どのように論理的に組み合わせてきたかを検討することができます。この検討に必要なスキルは基礎編での解説と練習問題で身に着けてきたものと，応用編で解説するスキルを合わせたものです。まず，対象となる文章を分解することで，論証に必要な要素がその文章に備わっているのかを検討します。その際，論証の要素として足りないものが発見できます。根拠の信頼性についても検討が可能となります。また，分解の結果を受けて文章を再構築することで，不足しているものを補充したり，暗黙の前提（隠された論拠）を推定して補ったりできます。さらに，根拠から主張の導出の適切性なども再構築の際に検討します。当然ですが，再構築は読んで分析したものを書きなおすということを含んでいます。この一連の作業が当該の「文章が」語っていることを，「文章を」語る言葉に焼き直すことに他なりません。そして，重要なのは，このときに使用する道具は書く，読むの両方に同じように使用できるということです。

6-1 ▶ 「論理的に読む」に必要な4つのステップと5つのポイント

　「論理的に読む」を実践するには，基礎編で学習したことを背景にしつつ，次の4つのStep を使います。なお，便宜上，進め方を示すために番号をつけておきます。また，各Step で注意したい5ポイントの内容は，順不同に相互にかかわりあいます。なお，ここで扱う例文はパラグラフでは書かれていませんが，便宜上パラグラフと呼んでおきます。

Step 1 対象となる文章の総括的結論を把握する

　全体を一読して，それを統括する最終的結論/主張は何かをつかみます。この最終的結論/主張を念頭に置きつつ，各パラグラフの主張が最終的結論/主張を支持する内容になっているかを検討します。なお，この読み方は比較的長い文章で，一定の節を構成する程度の数

のパラグラフで書かれている文章により適しています。

Step 2 各パラグラフ内の論証構造をチェックする

Step 2 は次の項目から構成されています。
- a）文章の区切り目を単位にし（一般には段落です），そこに含まれる論証を取り出します。この手続きにより，パラグラフで書いた場合のトピック・センテンス（TS）とサポーティブ・センテンス（SS）を特定しておきます。
- b）論証における論拠を推定します。

  根拠から結論の導出の適切性を吟味します。飛躍の程度も確認します。

ただし，日本語で書かれている文章の多くは，論証を単位に書かれていません。そのため，どの根拠からどの主張が導かれているかを探す場合に1つのパラグラフ内（実際には段落）に根拠，主張が見つからないケースも稀ではありません。そこで，当該のパラグラフを含む前後のパラグラフもチェックする必要があります。さらに，異なる複数の主張が1つのパラグラフに書かれている場合もあります。そのような場合には，複数の論証が必要であることを確認します。また，書き直す場合には，それぞれの主張ごとにパラグラフを別にして書き直す必要があります。

Step 3 パラグラフ間の論理的結合をチェックする

Step 2 の a）の作業で，各パラグラフの TS（結論/主張）が取り出されています。それを使って，各パラグラフの TS が隣接するパラグラフの TS と意味的につながっているかをチェックします。またパラグラフ間に移行の合図を入れても論理的な結合ができない場合は，論理の流れがそこで分断していることを意味します。

Step 4 序論パラグラフ（IP），支持パラグラフ（Body），結論パラグラフ（CP）を確認する

IP，Body，CP の順で全体が構成されているかチェックします（**COLUMN 4** 参照）。これは Step 3 までの結果を使えばいいでしょう。チェック項目は，(1) 節の先頭にあるパラグラフが節全体の結論/主張について述べているのか，(2) その結論/主張に対してその後に続く複数のパラグラフの TS は IP を支える根拠として機能しているか，(3) 節の最後のパラグラフは節全体を振り返りまとめ，IP での結論を再度繰り返しているか，となります。なお，このチェックはすべてのパラグラフについて Step 1〜3 が終了してから行います。

第2部 ▶▶応用編

各 Step で注意したい 5 つのポイント

　以下に示す 5 つのポイントは順不同です。論理的に読む際，常にチェックするべきものです。必要に応じて本文の修正・変更もします。

Point 1：論証に直接関係のある文と無関係な文を分け，論証に直接関係のない文は取り除きます。この作業には一文一義で書くスキルと接続詞を使います。

Point 2：根拠の信頼性をチェックします。

　　　　a) 使われている根拠が経験的事実 (E) かどうかチェックします。経験的事実以外はさらに，推測 (G) と意見 (OP) に分けておきます。

　　　　b) 根拠が推測 (G) であり，信頼性が疑わしい場合には根拠の引用先を確認します。実験，観察，調査などによって当該の根拠が経験的事実であることが確認できるものは，それを筆者が「推測 (G) として主張しているもの」として受け入れます。また，根拠が意見 (OP) の場合は論証では使えません。

Point 3：文中の接続詞が正しく使われているかどうかを検討します。必要に応じて接続詞の追加・入れ替え・削除をします。論証するときには「だから」「したがって」「なぜなら」が使われます。この場合，根拠から飛躍した結論になっているかをチェックします。「つまり」が使われている場合には，その前の文の意味が次の文で言い換えられているか，すなわち論証していないかを確認します。

Point 4：必要に応じて論証図や論証基本フォームを使って論証を把握します。

Point 5：必要に応じて添削後，文章をパラグラフで書き直します。

`6-2` 「論理的に読む」を実践する

　次に示す「グローバル社会における看護」というタイトルの文章を例に，論理的に読んでみましょう。なお，各パラグラフに相当する初めの文につけられた P1，P2 などはパラグラフ番号です。また，文章中の文番号を使いながらパラグラフ内の文と文の間の論理的関係や，パラグラフとパラグラフの間の論理的関係について考えてみましょう。

グローバル社会における看護（原文）

> P1：①これまで日本で看護を行う対象の多くは日本人であったため，②看護は日本人に対して行うものという固定観念を私たちは抱きやすいが，③現在の日本において医療や保健福祉サービスの対象は，日本人だけでは決してない。

P2：④社会のグローバル化に伴い，物流からだけではなく技術の進歩，情報革命からも多くの恩恵を受けながら私たちは生活している。⑤しかし，医療が急速に進歩する一方，世界中で貧困問題，環境破壊，健康障害，健康格差の拡大が社会問題となっている。⑥また，グローバル化により，エボラ出血熱やSARSをはじめとする新興感染症が世界規模で瞬時に拡大するようになった。⑦つまり，看護職が世界のさまざまな健康課題に関心をもち，常に迅速に対応できる必要がある。

P3：⑧近年，訪日外国人累計数は約2040万人*，在留外国人数は約238万人**にのぼっていることから，⑨外国人を対象にした医療サービスは今後増加するだろう。⑩経済連携協定による外国人看護師や介護福祉士候補者の受け入れにより，⑪患者も同僚も外国人という医療現場はもはや遠い未来のことではない。⑫しかし，一体どれだけの看護学生がこのような社会の変化を現実問題として受けとめているだろうか。

P4：⑬国際看護師協会（ICN）の倫理綱領の前文には，看護ケアは文化，宗教，人種などによって妨げられるものではないとの趣旨が掲げられている。⑭つまり，すべての人間が平等に看護ケアを受けることができなければならない。しかし，⑮日本の保健医療福祉の現場を見渡すと，グローバル化に対応できているとは言いがたい現状がある。⑯たとえば，さまざまな制度や健康に関する情報は，日本語表記のものがほとんどであり，⑰多くの外国人は，それにより不利益を被っている。また，⑱外国人患者と日本人看護職など異なる文化をもつ者同士の理解不足により，⑲現場はさまざまな課題を抱えている。⑳このような状況が患者への適切な看護ケアを困難にし，㉑結果的に患者の健康を左右する大きな要因となる可能性がある。

P5：㉒これまでは，日本人を対象に看護をしてきたため，㉓お互いに察しあい，すべてを語らず，暗黙の了解で済んでいた。しかし，㉔グローバル化が急速に進むにつれ，㉕看護職には医療や看護の専門知識や技術だけでなく，これまで以上に看護の対象となる人の多様性を重視する人間関係を築く力が求められるだろう。しかし，㉖グローバル社会だからといって看護の本質が変わるわけではない。看護職にある人間が相手の社会・文化的背景を考慮した信頼関係を築くことなしに，個別性のある看護をすることはできない。㉗すべての人を対象に看護するには，国際的な感覚を身につけ相手を理解するよう学び続ける

> 姿勢がグローバル社会における看護職には不可欠だと私は考える。
>
> *日本政府観光局, 2016　**法務省, 2016

6-2-1 論理的に読むための 4 つのステップと 5 つのポイントを使う

Step 1　全体の結論を確認する

　一読して, 読者の皆さんはこの文章 (P1〜P5 を含む全体) の一番言いたいことは何だと思われましたか。この文章のもっとも言いたいことは, 「<u>どのような国, 文化, 言語を背景とする患者さんが来ても, その人たちに対して適切な看護が提供できるように準備しておくべきだ</u>」ということでしょう。これを念頭に置いておきましょう。

　ここで, タイトルについて一言触れておきます。「グローバル社会における看護」というタイトルではあまりにも曖昧で, 文章の内容の中心部分を読者に伝えられません。レポートや論文のタイトルには, 「このレポート, 論文を読むと読者は何がわかるようになるか」を書きます。たとえば, 「看護教育にとって論理トレーニングは必要か」のように疑問形でタイトルをつけるのもいい方法です。こうするとこの疑問に答えざるをえなくなるからです。タイトルとしてまずいのは「看護教育における論理トレーニングをめぐって」「看護教育における論理トレーニングについて」「看護教育と論理トレーニング」などです。このようなタイトルでは, 読者はその論文から何がわかるのか, イメージできません。

Step 2　論証構造をチェックする (P1)

　各パラグラフごとに論証を取り出していきます。まずは P1 と P2 の論証をみてみましょう。さらに, 使われている文を事実 (E), 推測 (G), 意見 (OP) に分類していきます。

P1

> ①これまで日本で看護を行う対象の多くは日本人であったため (G), ②看護は日本人に対して行うものという固定観念を私たちは抱きやすいが (G), ③<u>現在の日本において医療や保健福祉サービスの対象は, 日本人だけでは決してない</u> (G)。

　P1 の結論は③の文です。根拠①は筆者の推測 (G) です。おそらくその内容は事実だと思われます。ただし, より丁寧な論証をするには, 根拠を事実 (統計数値) で示す必要があります。また, ③の結論は根拠がない言いっ放しの文になっています。根拠を提示されないま

まの結論/主張はありえません。さらに，P1 の文章は一文一義のルールに従っていません。

　一般に結論は根拠から飛躍して導出した結果ですから，②も原則，事実ではありません。事実，考え（推測・意見）の評価をする場合，結論は基本的に推測（G）となります。P1 の論証は以下のようになっています。

根拠：①これまで日本で看護を行う場合，その対象の多くは日本人であった（G）。

結論：（だから），②看護は日本人に対して行うものという固定観念を私たちは抱きやすい（G）。

論拠：頻度高く経験されるものはこれからも生じると思い込むものだ。

Step 2　論証構造をチェックする（P2）

P2

> 　④社会のグローバル化に伴い，物流からだけではなく技術の進歩，情報革命からも多くの恩恵を受けながら私たちは生活している（G）。⑤しかし，医療が急速に進歩する一方，世界中で貧困問題，環境破壊，健康障害，健康格差の拡大が社会問題となっている（E，G）。⑥また，グローバル化により，エボラ出血熱や SARS をはじめとする新興感染症が世界規模で瞬時に拡大するようになった（E，G）。⑦つまり，看護職が世界のさまざまな健康課題に関心をもち，常に迅速に対応できる必要がある（G）。

1. パラグラフの文章構造の全体をつかむ
　P2 にはグローバル化がもたらす 3 つの異なることが書かれています。3 つとは，恩恵，社会問題，新興感染症の世界規模の拡大です。論証として結論/主張は書かれていません。

2. パラグラフの文章構造の解説と修正変更
　P2 は悩ましい。なぜなら，前半ではグローバル化を根拠に，それからの恩恵がもたらされたと論証しています。すなわち，「国際的交流とそれによる恩恵」との関係について書かれています。ここでの論拠は「国際交流はいいこと，肯定的なことをもたらす」と推測できます。一方，同じグローバル化を根拠にしているのに，後半では「世界中では社会問題をもたらしている」と，最初の結論とは反対の結論が導かれています。そしてここでの論拠は「グローバル化は必ずしもいいことだけをもたらすとは限らない」でしょう。この対比的論証を念頭に置いておきましょう。

129

第2部 ▶▶応用編

　これを念頭に置いておけば，この対比の共通点はグローバル化，相違点は進歩・恩恵と停滞・社会問題という図式が捕まります。これをとらえておけば，⑤の「一方」は「医療が急速に進歩する一方」ではなく，「国際的に自由なやりとりが可能になった。だから，それからの恩恵がもたらされた。<u>その一方</u>」という使い方になります。ただし，このような展開にするには「グローバル化により医療が急速に進歩する」という文を④の一連の恩恵リストに初めから含んでおかなくてはなりません。つまり医療の急速な進歩だけに「一方」をつけてしまっているため，対比関係が不明になっています（Point 3）。

P2 の書き換え（Point 3，5）

> 　④社会がグローバル化している。<u>だから</u>，④-1 物流からだけではなく技術の進歩，情報革命からも多くの恩恵を受けながら私たちは生活している。⑤<u>一方</u>，グローバル化は恩恵だけでなく問題も引き起こす。⑤-1 <u>たとえば</u>，世界中で貧困問題，環境破壊，健康障害，健康格差の拡大が社会問題となっている。⑥<u>また</u>，グローバル化により，エボラ出血熱やSARS をはじめとする新興感染症が世界規模で瞬時に拡大するようになった。<u>だから</u>，⑥-1 国際的な自由交流は必ずしも社会にいいことのみをもたらすというわけではない。

　オリジナルの P2 には結論/主張が書かれていません。そこで，⑥-1 のようにしておきます。根拠を手がかりに書かれていない結論/主張を推定することも，「読む」作業に含まれます。

　⑦はパラグラフから追い出されてしまいました。確かに「⑥。だから⑦」だけを見る限り論証が成立します。しかし，このパラグラフに含まれる**複数の根拠**（推測）から⑦の結論/主張を導くことはできません（Step 2 b）。なぜなら，論拠の推定が容易ではないからです。

　グローバル化が世界に肯定的と否定的な 2 つの側面をもたらすという書き方をしているため，意識はグローバル化に伴う問題に向けられていると考えるべきでしょう。ところが，この文章の筆者は話題を看護に関する事柄に結び付けようとする意識が強いため，グローバル化から一気に看護の問題を導くような無理な飛躍をしているのです（Step 2 b）。ですから 1 つのパラグラフでは 1 つの結論しか導けないことを知っていれば，この種の混乱は避けられます。

　⑦を結論として導くのであれば，このパラグラフを 2 つに分けます。そして，後半のパラグラフでグローバル化によってもたらされる具体的な事実で，かつそれが医療とリンクするようなものを提示します。そうすればそれらの根拠をもとにして⑦の結論を導くことは可能です。

　これでもまだ論証上の問題は解決されていません。なぜなら，ここでは，グローバル化

（肯定的）によって社会的問題（否定的）が生じることを説明するには逆接的メカニズムを想定する必要があるからです。つまりこのことはグローバル化が看護の話題に即結びつくわけではないことを示唆します。

　原文の④を見るとその文の中ですでに論証が生じています。論証1は「④。だから④-1」，論証2は「⑤-1。だから⑤。⑥。だから⑤」という形です。論証1の論拠は「国際的物流と生活水準には相関がある」，論証2の論拠は「多くの社会問題はグローバル化に起因できる」「1つでも否定的な出来事がグローバル化に起因できれば，グローバル化＝恩恵という図式を否定できる」となります。

　根拠に使われている④-1，⑤-1は筆者がどこかで見聞きした内容で，事実ではあるのでしょうが，この時点では推測（G）です。ですから資料など引用先が明記できる事実を用意する必要があります（Point 2 b）。

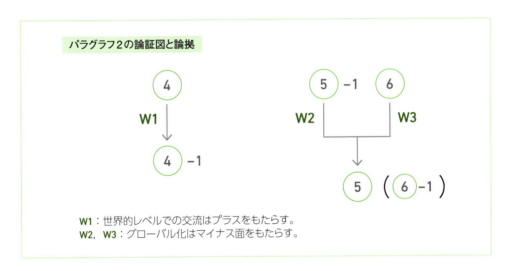

　⑤と⑥-1は同じ内容ですので，ともに結論として書いておきます。この論証図をみればわかるとおり，全体が1つの論証図として最終的結論である⑤につながっていません。すなわちこれは同じパラグラフの中で2つの異なる主張をしていることを示しています。

Step 3　パラグラフ間の論理的結合をチェックする（P1とP2）

　両者に論理的結合はみられません。つまりこのことは書こうとする内容の間に意味的につながりがないことをその場の感覚や思いつきで書いていることを示しています。

　P1の結論：現在の日本において医療や保健福祉サービスの対象は，日本人だけでは決してない。

　P2の結論：国際的な自由交流は必ずしも社会にいいことのみをもたらすというわけではない。

Step 2 論証構造をチェックする (P3)

次に，P3を見てみましょう。

P3

> ⑧近年，訪日外国人累計数は約2040万人，在留外国人数は約238万人にのぼっていることから (E)，⑨外国人を対象にした医療サービスは今後増加するだろう (G)。⑩経済連携協定による外国人看護師や介護福祉士候補者の受け入れにより (E)，⑪患者も同僚も外国人という医療現場はもはや遠い未来のことではない (G)。⑫しかし，一体どれだけの看護学生がこのような社会の変化を現実問題として受けとめているだろうか (G)。

このパラグラフには2つの論証が含まれています。形のうえでは「⑧。だから⑨」「⑩。だから⑪」の2つです。推測するに，⑪が全体の主張のようです。したがってこの⑪を導くためには「⑧。だから⑨」という論証と，⑩が単独の根拠として使われているとするほうがいいでしょう。ただし，⑫はここには含めません。

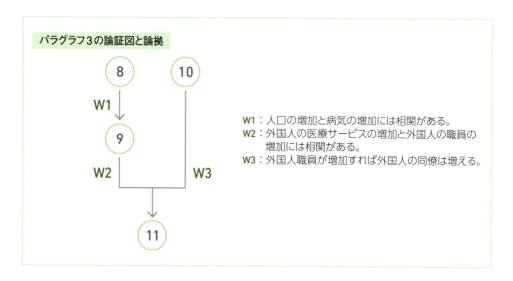

⑫の問題提起は唐突に現れた感じです。P3の内容からなんとなく思いついたのでしょう。換言するなら今何を主張しているのかの中心部分を常に念頭に置きながら書かないと，思いついたことを勢いで書いてしまいます。⑫は確かに⑪と関連はしているものの，P3では⑫の問いについて何も論じているわけではないので，このパラグラフの主張とは関係がありません (Point 1)。さらに，「しかし」の使い方も間違っています。つまり内容的に転換は起こっていません。「今までの話はさて置き」というときの「しかし」です。レポートなどでは

絶対に使うのは避けるべきです（Point 3）。

Step 3 パラグラフ間の論理的結合をチェックする（P2とP3）

P2とP3にも論理的結合はありません。

P2の結論：⑥-1国際的な自由交流は，必ずしも社会にいいことのみをもたらすというわけではない。

P3の結論：⑪患者も同僚も外国人という医療現場はもはや遠い未来のことではない

Step 2 論証構造をチェックする（P4）

次に，P4を見てみましょう。

P4

P4-1：⑬国際看護師協会（ICN）の倫理綱領の前文には，看護ケアは文化，宗教，人種などによって妨げられるものではないとの趣旨が掲げられている（E）。⑭つまり，すべての人間が平等に看護ケアを受けることができなければならない（G）。

P4-2：しかし，⑮日本の保健医療福祉の現場を見渡すと，グローバル化に対応できているとは言いがたい現状がある（G）。⑯たとえば，さまざまな制度や健康に関する情報は，日本語表記のものがほとんどであり（E），⑰多くの外国人は，それにより不利益を被っている（G）。

P4-3：また，⑱外国人患者と日本人看護職など異なる文化をもつ者同士の理解不足により（G），⑲現場はさまざまな課題を抱えている。⑳このような状況が患者への適切な看護ケアを困難にし（G），㉑結果的に患者の健康を左右する大きな要因となる可能性がある（G）。

1. 文章構造の全体をつかむ

オリジナルのP4は1つのパラグラフでしたが，内容を読むと3つの異なる結論を出しています。つまりP4-1はすべての人間が平等に看護ケアを受ける必要性，P4-2は日本の現場はグローバル化に対応できていないこと，P4-3は，患者への適切な看護ケア，患者の健康を左右する大きな要因，についてそれぞれ独立した主張をしています。したがって，3つの異なるパラグラフにする必要があります。そうするには結論/主張が異なっているところを探し，そこを区切り目にします。

2. 文章構造の解説と修正変更

P4-1の⑭は「つまり」という換言の接続詞を使っていますので，⑬の言い換えになっていることがわかります。

P4-2は「しかし」から始まっていますが，「しかし」とそれ以前に逆接の関係はありませんので，あとで書き直すときにパラグラフ間の移行の合図を入れてP4-1とP4-2をリンクさせます。また，「⑯。だから⑰」で論証が起こっています。

P4-3では，「⑱。だから⑲」，「⑳。だから㉑」という論証がみられます。このパラグラフの先頭にある「また」という接続詞も使えないため，パラグラフ間の移行の合図を使います。

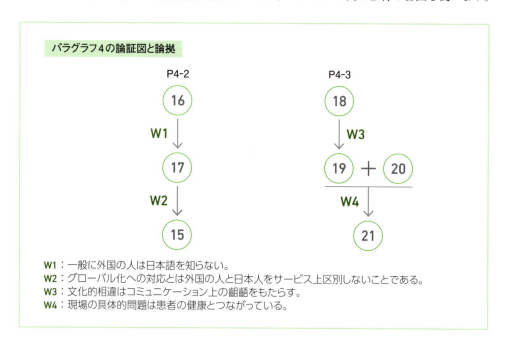

論証基本フォーム（P4-2）

根拠1：⑯たとえば，さまざまな制度や健康に関する情報は，日本語表記のものがほとんどだ。

中間結論：だから，⑰多くの外国人は，それにより不利益を被っている。

最終結論：だから，⑮日本の保健医療福祉の現場を見渡すと，グローバル化に対応できているとは言いがたい現状がある。

論証基本フォーム（P4-3）

根拠1：⑱外国人患者と日本人看護職など異なる文化をもつ者同士の理解不足がある。

根拠2：⑲現場はさまざまな課題を抱えている。⑳このような状況が患者への適切な看護ケアを困難にする。

結論：（だから）㉑結果的に患者の健康を左右する大きな要因となる可能性がある。

Step 3 パラグラフ間の論理的結合をチェックする (P3 と P4)

P3 と P4-1 との間は意味的にリンクしていない別々の主張です。P4-1 と P4-2, P4-2 と P4-3 は関係がないとは言えません。

具体的に説明しましょう。P3 の結論は「⑪患者も同僚も外国人という医療現場はもはや遠い未来のことではない」ですので、これは職場における近未来の話です。一方、P4-1 の結論は「⑭すべての人間が平等に看護ケアを受けることができなければならない」ですから、これは患者側からみた看護の平等性の話です。職場環境と看護の平等性には直接の関係はありません。

P4-2 の結論は「⑮グローバル化に対応できていない現状」ですから、看護の平等性とは無関係ではありません。P4-3 の結論は「㉑結果的に患者の健康を左右する大きな要因となる可能性」についてですから、これとグローバル化とは直接関係がありません。

Step 2 論証構造をチェックする (P5)

次に、P5 を見てみましょう。

P5

P5-1：㉒これまでは、日本人を対象に看護をしてきたため (E, G)、㉓お互いに察しあい、すべてを語らず、暗黙の了解で済んでいた (E, G)。

P5-2：しかし、㉔グローバル化が急速に進むにつれ (G)、㉕看護職には医療や看護の専門知識や技術だけでなく (G)、これまで以上に看護の対象となる人の多様性を重視する人間関係を築く力が求められるだろう (G)。

P5-3：しかし、㉖グローバル社会だからといって看護の本質が変わるわけではない (OP)。㉗看護職にある人間が相手の社会・文化的背景を考慮した信頼関係を築くことなしに、個別性のある看護をすることはできない (G)。㉘すべての人を対象に看護するには、国際的な感覚を身につけ相手を理解するよう学び続ける姿勢がグローバル社会における看護職には不可欠だと私は考える (G)。

---

1. 文章構造の全体をつかむ

オリジナルの P5 は 3 つの異なる結論/主張を 1 つのパラグラフに閉じ込めています。したがって、P5 はさらに 3 つのパラグラフに分かれます。これをそれぞれ P5-1, P5-2, P5-3 とします。さらに、このパラフラフは一文一義で書かれていないため、論証がわかり

第2部 ▶▶▶ 応用編

にくい構造になっています。分析を始める前に意味が変わらない程度に添削をしておきます。これが論理的に読むことの実践です。

2. 文章構造の解説と修正変更

P5-1 と P5-2 が分かれるのは両者が互いに独立する，異なる主張をしているからです。P5-1 は「同じ文化圏内の人間の意思伝達の方式」について言及しています。一方，P5-2 では「異文化を尊重することによる信頼関係の確立」について言及しています。

最初の文は「㉒これまでは，日本人を対象に看護をしてきた。だから，㉓お互いに察しあい，すべてを語らず，暗黙の了解で済んでいた」という論証になっています。㉒は「これまでは」と始まっており，かつ，その直後の P5-2 では「しかし，㉔グローバル化が急速に進むにつれ」と始まっています。両者から推測するに，この文章の筆者のなかでは「これまでと，これから」が暗黙に対比されていたのではないでしょうか。したがって，「一方」という対比の接続詞を使って，「これからは，お互いの文化や習慣，価値観などを**明示していく**ことによる相互理解」というように展開していかなくてはならないはずです。これに文を追加しながら，P5-1 の後半に続けてみると次のようになります。

修正変更後の P5-1

> ㉒これまでは，日本人を対象に看護をしてきたため，㉓お互いに察しあい，すべてを語らず，暗黙の了解で済んでいた。㉓-1：一方これからは，日本でもグローバル化が急速に進み，さまざまな文化圏との人との接触が増える。㉓-2：したがって，今までのようにお互いの暗黙の了解による理解ではなく，お互いの文化や習慣，価値観などを明示していくことによる相互理解が必要となる。（㉓-1，2 は新しく追加したので，原文にはありません）

次に P5-2 を見てみましょう。㉔の文を一文一義にします。つまり，「グローバル化が急速に進んでいる。だから，㉕看護職には医療や看護の専門知識や技術は従来通り維持しなくてはならない。さらに，これまで以上に看護の対象となる人の多様性を重視する人間関係を築く力が求められるだろう」となります。

この時点ではまだ P5-2 の結論が示されていません。そこで結論を「㉕-1 看護職 1 人ひとりが世界の情勢や保健医療課題に目を向け，国際的視点を養う必要がある。だから，㉕-2 その人を取りまく社会・文化的背景を考慮しながら信頼関係を築くことが重要となる」としておきます。

6 論理的に読む

修正変更後の P5-2

⧀24 グローバル化が急速に進んでいる。だから，㉕看護職には医療や看護の専門知識や技術は従来通り維持しなくてはならない。さらに，これまで以上に看護の対象となる人の多様性を重視する人間関係を築く力が求められるだろう。したがって，㉕-1 看護職 1 人ひとりが世界の情勢や保健医療課題に目を向け，国際的視点を養う必要がある。だから，㉕-2 その人を取りまく社会・文化的背景を考慮しながら信頼関係を築くことが重要となる。

P5-3 を検討します。まず，㉖は結論/主張のようですが，これを導くための根拠がどこにも見当たりません。感覚的に挿入した文で，論証の内容と関係がありません。ここは<u>グローバル社会と看護のあり方に関する議論</u>が展開しているのです。「グローバル社会だからといって，看護の本質が変わるわけではない」ということは，つまり「グローバル社会」と「看護の本質」は関係がないということです。関係のないことに言及する必要はありません。そこで，この㉖は削除します。

次の㉗は手を加える必要があります。その主な理由は「〜することなしに，〜できない」という表現にあります。この表現は，「〜する必要がある。なぜなら，〜だからだ」に変えると論証としてわかりやすくなります。そこで，「㉗看護職にある人間が相手の社会・文化的背景を考慮した信頼関係を築く必要がある。なぜなら，㉗-1 それが個別性のある看護には重要であるからだ」のように論証の形にします。続けて「このことを実現するには，㉘すべての人を対象に看護するには，国際的な感覚を身につけ相手を理解するよう学び続ける姿勢がグローバル社会における看護職には不可欠である」とします。最後の「私は考える」は必要ありません。

P5-3 の修正変更後の例（Point 5）

㉗看護職にある人間が相手の社会・文化的背景を考慮した信頼関係を築く必要がある。なぜなら，㉗-1 それが個別性のある看護には重要であるからだ。㉘したがって，このことを実現するには，すべての人を対象に看護するには，国際的な感覚を身につけ相手を理解するよう学び続ける姿勢がグローバル社会における看護職には不可欠である。

繰り返しますが根拠は事実で，そこから導かれる結論/主張は抽象度が高くなります。すなわち，ある結論/主張のために使われる根拠の内容はより具体的でなくてはなりません。ところが，論証内容の抽象度が上がってくると，両者がそれぞれどれくらい抽象的か，どれ

137

くらい具体的かの上下関係がわかりづらくなります。

たとえば,「これは時計だ。じゃ,時間がわかるね」という場合であれば,時計という具体性と,時間がわかるということとの抽象度の違いはすぐにわかります。ところが,P5-3のように,㉗, ㉗-1, ㉘も抽象度が高く,その内容を具体的に示せと言われると答えに窮するようなものです。具体から抽象への移行段階で逆戻りしないように(すなわち,抽象から具象方向へ)するためにも,自分で何を言いたいのか事前に考えておく必要があるのです。

ここで,修正後のP5-1, P5-2, P5-3を論証図にします。

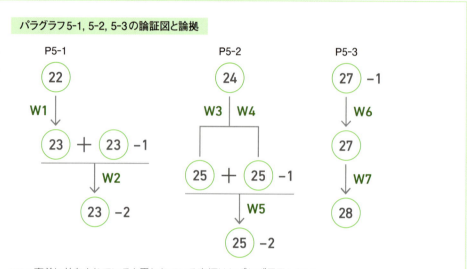

Step 3　P4とP5のパラグラフ間の論理的結合をチェックする

パラグラフ間の結合をするためには,当該のパラグラフの結論/主張間に明確な意味的関係が必要です。ところがP4-3とP5-1の間,P5-1とP5-2の間に論理的関係が見られません。一方,P5-2とP5-3間には論理的結合がみられます。以下は当該のパラグラフの結論/主張の要約です。

P4-3:㉑結果的に患者の健康を左右する大きな要因となる可能性がある。

P5-1:㉓-2 お互いの文化や習慣,価値観等を明示していくことによる相互理解が必要と

なる。

P5-2：㉕-1 看護職 1 人ひとりが世界の情勢や保健医療課題に目を向け，国際的視点を養う必要がある。だから，㉕-2 その人を取りまく社会・文化的背景を考慮しながら信頼関係を築くことが重要となる。

P5-3：㉘すべての人を対象に看護するには，国際的な感覚を身につけ相手を理解するよう学び続ける姿勢がグローバル社会における看護職には不可欠である。

修正変更後の暫定的文章全体 (移行の合図などパラグラフ間の論理的結合のない状態の文章)

P1：①これまで日本で看護を行う対象の多くは日本人であったため，②看護は日本人に対して行うものという固定観念を私たちは抱きやすいが，③現在の日本において医療や保健福祉サービスの対象は，日本人だけでは決してない。

P2：④社会がグローバル化している。だから，④-1 物流からだけではなく技術の進歩，情報革命からも多くの恩恵を受けながら私たちは生活している。⑤一方，グローバル化は恩恵だけでなく問題も引き起こす。⑤-1 たとえば，世界中で貧困問題，環境破壊，健康障害，健康格差の拡大が社会問題となっている。⑥また，グローバル化により，エボラ出血熱やSARSをはじめとする新興感染症が世界規模で瞬時に拡大するようになった。だから，⑥-1 国際的な自由交流は必ずしも社会にいいことのみをもたらすというわけではない。

P3：⑧近年，訪日外国人累計数は約2040万人，在留外国人数は約238万人にのぼっていることから，⑨外国人を対象にした医療サービスは今後増加するだろう。⑩経済連携協定による外国人看護師や介護福祉士候補者の受け入れにより，⑪患者も同僚も外国人という医療現場はもはや遠い未来のことではない。⑫しかし，一体どれだけの看護学生がこのような社会の変化を現実問題として受けとめているだろうか。

P4-1：⑬国際看護師協会（ICN）の倫理綱領の前文には，看護ケアは文化，宗教，人種などによって妨げられるものではないとの趣旨が掲げられている。⑭つまり，すべての人間が平等に看護ケアを受けることができなければならない。

P4-2：しかし，⑮日本の保健医療福祉の現場を見渡すと，グローバル化に対応できているとは言いがたい現状がある。⑯たとえば，さまざまな制度や健康に関する情報は，日本語表記のものがほとんどであり，⑰多くの外国人は，それにより不利益を被っている。

P4-3：また，⑱外国人患者と日本人看護職など異なる文化をもつ者同士の理解不足により，⑲現場はさまざまな課題を抱えている。⑳このような状況が患者への適切な看護ケアを困難にし，㉑結果的に患者の健康を左右する大きな要因となる可能性がある。

P5-1：㉒これまでは，日本人を対象に看護をしてきたため，㉓お互いに察しあい，すべてを語らず，暗黙の了解で済んでいた。㉓-1：一方これからは，日本でもグローバル化が急速に進み，さまざまな文化圏との人との接触が増える。㉓-2：したがって，今までのようにお互いの暗黙の了解による理解ではなく，お互いの文化や習慣，価値観などを明示していくことによる相互理解が必要となる。

P5-2：㉔グローバル化が急速に進んでいる。だから，㉕看護職には医療や看護の専門知識や技術は従来どおり維持しなくてはならない。さらに，これまで以上に看護の対象となる人の多様性を重視する人間関係を築く力が求められるだろう。したがって，㉕-1 看護職1人ひとりが世界の情勢や保健医療課題に目を向け，国際的視点を養う必要がある。だから，㉕-2 その人を取りまく社会・文化的背景を考慮しながら信頼関係を築くことが重要となる。

P5-3：㉗看護職にある人間が相手の社会・文化的背景を考慮した信頼関係を築く必要がある。なぜなら，㉗-1 それが個別性のある看護には重要であるからだ。㉘したがって，このことを実現するには，すべての人を対象に看護するには，国際的な感覚を身につけ相手を理解するよう学び続ける姿勢がグローバル社会における看護職には不可欠である。

　文章を読み，それを分解・再構築する際に，このように文章全体を常に書き直す必要があるわけではありません。ここまで再整理した文章にすると，全体がよく理解できるということです。

Step 4　節全体の構成とIP，Body，CPを確認する

　「グローバル社会における看護」と題する文章の各論証の手直しはなんとかなりそうです。しかし，全体の構成という点ではまだ問題が多くあります。一気に手直しをすることは難しいため，手直しの方針を提示する程度にとどめます。

6-2-2 文章を論証単位に分解してわかること

　元の文章には5つしかなかったパラグラフが，実際には9つのパラグラフに分解されました。なぜならこの主たる原因は筆者が「本来は互いに関係のない事柄を，関係あるものとしてひとまとまりにしてしまった」からです。すなわち，論証単位で考えること，一文一義で表現すること，接続詞を適切に使うことなどの基礎的道具を使っていないということです。

　1つのパラグラフを一文一義で書くと，文の間の論理的結合だけでなく，そのパラグラフに不必要な文が見つかります。それと同じことが文章をパラグラフ単位（論証単位）に分解するとわかります。つまり，隣りあわせに論理的関係がないパラグラフがあることがわかりますし，不必要なパラグラフが見つかるのです。

6-2-3 パラグラフの削除と配置替え

　9つのパラグラフの内容を簡単に表現してみます。これらを眺めて，全体としてまとまるパラグラフの提示順を考えます。これはまさに論理的に読む作業になっています。

各パラグラフの主張

P1：③現在の日本において医療や保健福祉サービスの対象は，日本人だけでは決してない。（日本の医療サービスの対象についての現状）

P2：⑥-1 国際的な自由交流は必ずしも社会にいいことのみをもたらすというわけではない。（グローバル化の問題点）

P3：⑪患者も同僚も外国人という医療現場はもはや遠い未来のことではない。（近未来の医療現場の国際化の現状）

P4-1：⑭すべての人間が平等に看護ケアを受けることができなければならない。（看護ケアの根本的原理）

P4-2：⑮グローバル化に対応できているとは言いがたい現状がある。（日本のグローバル化への対応の遅れの現状）

P4-3：㉑異なる文化を持つ者同士の理解不足により，結果的に患者の健康を左右する大きな要因となる可能性がある。（異文化間の理解不足に起因する患者の不利益）

P5-1：㉓-2：お互いの暗黙の了解による理解ではなく，お互いの文化や習慣，価値観等

第2部 ▸▸ 応用編

を明示していくことによる相互理解が必要となる。（異文化理解における明示性の重要性）

P5-2：㉕-1 看護職1人ひとりが世界の情勢や保健医療課題に目を向け，国際的視点を養う必要がある。だから，㉕-2 その人を取りまく社会・文化的背景を考慮しながら信頼関係を築くことが重要となる。（文化背景の異なる看護対象の理解と国際的視野の重要性）

P5-3：㉘すべての人を対象に看護するには，国際的な感覚を身につけ相手を理解するよう学び続ける姿勢がグローバル社会における看護職には不可欠である。（すべての人を対象とする看護の姿勢）

　パラグラフの構成文とその配置（p.97）についてお話ししたとおり，パラグラフの先頭のTSはそのパラグラフでもっとも抽象度の高い文でした。次にSP，SDの順でより具体的になっていきました。これとまったく同じ考え方を，複数のパラグラフを並べる場合にも使います。

　抽象度の高い順に並べるには，上記に示した各パラグラフの結論/主張を読んで，①内容的にもっとも抽象度の高いもの（導入パラグラフ），②重要性，必要性などを何らかの経験的事実から飛躍して導出した結果を示すもの（Bodyの抽象度は中），③現状など経験的事実を示すもの（Bodyの抽象度は下＝もっとも具体的）に大別します。そうしますと，P4-1の内容が突出して抽象度が高いのがわかります。これが漏斗（**COLUMN 4** 図e）のもっとも広い箇所に相当しますので，これを導入パラグラフとします。

　導入パラグラフの内容を漏斗のもっとも狭いところへ落とすイメージで，話題をより具体的に絞ります。P1，P3，P4-2，P4-3の内容は現状のもっとも具体的問題点について触れていますので，これをBodyとして用います。また，P1とP3は内容的に類似しますので，まとめて1つのパラグラフにすることができます。なお，P2はここでの話題と直接に関係しないため削除します（Point 1）。

　次にこれらの問題を解決するための方策として，より抽象度の高い表現を使っているP5-1，P5-2，P5-3を3つの異なる方策とし，これもBodyとしてとらえます。最後に，結論パラグラフで導入パラグラフの内容をまとめ振り返ります。

　そのようなプロセスを経て書き直したものを読んでみてください。

6-2-4 「グローバル社会における看護」の最終版

　パラグラフ間では移行の合図（色文字部分）が入るため2番目以降のパラグラフのTS（下

線部分）は，パラグラフの最初には書かれていない場合があります。

【導入パラグラフ（IP）】

P4-1：(TS) ⑬国際看護師協会（ICN）の倫理綱領の前文には，看護ケアは文化，宗教，人種などによって妨げられるものではないとの趣旨が掲げられている。⑭つまり，すべての人間が平等に看護ケアを受けることができなければならない。

【Body 1】

日本において，すべての人間が平等に看護ケアを受けられるようにするためには解決する必要のあるさまざまな問題が山積している。P4-2：(TS) ⑮日本の保健医療福祉の現場を見渡すと，グローバル化に対応できているとは言いがたい現状がある。⑯たとえば，さまざまな制度や健康に関する情報は，日本語表記のものがほとんどであり，⑰多くの外国人は，それにより不利益を被っている。だから，(CS) 日本の保健医療福祉の問題はグローバル化による言語の問題へ対応の遅れなのである。

【Body 2】

言語の対応だけが問題ではない。異文化間コミュニケーションの問題もある。P4-3：⑱外国人患者と日本人看護職など異なる文化をもつ者同士の理解不足により，⑲現場はさまざまな課題を抱えている。⑳このような状況が患者への適切な看護ケアを困難にし，㉑結果的に患者の健康を左右する大きな要因となる可能性がある。

【Body 3】

これらの言語使用や異文化間コミュニケーションの問題を解消していくには次の３点について取り組む必要がある。第一に，以心伝心では何ごとも伝わらず，何ごとも当然視しないことである。たとえば，P5-1：㉒これまでは，日本人を対象に看護をしてきたため，㉓お互いに察しあい，すべてを語らず，暗黙の了解で済んでいた。㉓-1：一方これからは，日本でもグローバル化が急速に進み，さまざまな文化圏との人との接触が増える。㉓-2：したがって，今までのようにお互いの暗黙の了解による理解ではなく，お互いの文化や習慣，価値観などを明示していくことによる相互理解が必要となる。

143

第2部 ▶▶ 応用編

【Body 4】

　第二に，看護職にある人間は国際情勢に注意を向け，看護対象となる人の人間関係を築く際に，社会・文化的背景への考慮がポイントとなる。P5-2：㉔グローバル化が急速に進んでいる。だから，㉕看護職には医療や看護の専門知識や技術は従来どおり維持しなくてはならない。さらに，これまで以上に看護の対象となる人の多様性を重視する人間関係を築く力が求められるだろう。したがって，㉕-1 看護職1人ひとりが世界の情勢や保健医療課題に目を向け，国際的視点を養う必要がある。だから，㉕-2 その人を取りまく社会・文化的背景を考慮しながら信頼関係を築くことが重要となる。

【Body 5】

　第三に，すべての人が看護対象になるグローバル社会では，国際的な感覚を背景に相手を理解し続ける姿勢が重要となる。P5-3：㉗看護職にある人間が相手の社会・文化的背景を考慮した信頼関係を築く必要がある。なぜなら，㉗-1 それが個別性のある看護には重要であるからだ。㉘したがって，すべての人を対象に看護するには，国際的な感覚を身につけ相手を理解するよう学び続ける姿勢がグローバル社会における看護職には不可欠である。

【結論パラグラフ（CP）】

　国際看護師協会（ICN）が掲げる理想は，すべての人間が平等に看護ケアを受けられることである。それを実現するにはまず，グローバル社会における眼前の問題を認識し，それを解決する必要がある。たとえば，認識するべきは2つであり，外国語の使用と異文化間コミュニケーションにまつわる問題である。これらの問題を解決していく方法として，次の3点が挙げられる。第一に，暗黙の了解を前提とする日本の伝統的意思伝達をせず，各自の考えの前提などを互いに明示しあうことである。第二に，相手の社会・文化的背景を考慮した信頼関係の樹立である。第三に，①国際的な感覚を身につけることと，（SS）②幅広い視点で相手を理解することである。さらに，（SS）③人の背景を尊重した個別性のある看護を提供することである。これらのことが遂行されてはじめて国際看護師協会（ICN）が目指している理想が現実のものになる。

　実際に練習問題を解きながら，論理的に読む4つのステップを実践してみましょう。

練習問題 16

　下記の文章を，この章で学習した4つのステップを用いて論理的に読んでください。その際，必要に応じて，接続詞の訂正や論証の再構成，論証図の作成などを追加的に行ってください。

1 医療過誤，医療事故問題

　P1：①2004年に福島県のある婦人科で，担当医が妊婦の特異な症状を十分に処置できず，②不幸にしてその女性が亡くなるという事件が起こりました。③当初，これは医療過誤ではなく，医療事故であると考えられていました。しかし，④その事件の直後，警察がその担当医を逮捕するという事態が生じたのです。

　P2：⑤マスコミの論調や世論も「医療事故を起こしたのはその医師の問題」と判断し，⑥所属する病院も，その医師の個人的な問題として処理しようとしました。⑦これは医学界に衝撃を走らせました。⑧「ミス」ではなくても，医療行為の結果だけで，医療過誤であると判断されることを示唆したからです。

　P3：⑨医療行為はもともと不確実なものです。そのうえ，⑩結果だけですべてを判断されるとなると，⑪そもそも成功率が数％の治療などできるはずはありません。⑫この事件を境に，いわゆる「萎縮医療」がはじまり，⑬リスクある医療行為はできないという医師の判断により，本来ならば助けられるかもしれない命が，放置される事態が起こるようになったのです。

　P4：⑭行政も病院も，上司ですら自分を守ってくれない職場に入るのは，よほど理想に燃える人間か，無知な人間だけです。⑮このような医療現場から医師の立ち去りが起こるのはむしろ当然です。このことが原因で，⑯医師不足は医療現場の深刻な問題になっているのです。⑰この問題の解決を単に医師の不足を補充するとしてとらえるのは不十分です。⑱医療とは何かを社会全体が考えることが重要なポイントになってきているのです。

（福澤，2012aより改変）

問いを解くヒント
Step 1　この文章全体の最終的結論/主張はどれでしょうか。
Step 2　パラグラフごとに論証構造をみてみましょう。
Step 3　隣り合うパラグラフの論理的結合をチェックしてみましょう。

2 テレビからインターネットへ

P1：健康問題だけでなく，現代日本人の情報源の第一位はテレビになっているだろう。ワイドショーなどでは，日々のニュース以外に，いわゆる情報番組と称して健康や教育や人生相談が花盛りである。今や，テレビ抜きではどのような話題も語れない時代になっている。

P2：情報化社会となってインターネットなどさまざまな情報源が増えたというのに，いっそうテレビが有力な情報源になっているのはなぜだろうか。ひとつの理由は，テレビの普及率が高く，よほどの変人をのぞいて誰もが見ていることだ。情報の共通性が背景にあって，わざわざ注釈をつけなくても語りあえるためである。第二番目の理由として，手っ取り早く簡単に情報が取り出せることにある。起動に時間のかかるパソコンを開かなくてもリモコンひとつで操作でき，自ら検索しなくても勝手に情報を送り込んでくれるためだ。「手軽さ一番」なのである。

P3：つまり，これまでの人間の歴史において，テレビほど広く普及し，テレビほど手軽な情報源は存在しなかったのだ。それだけに，テレビが人間に与える影響がどのようなものであるか，今まさに実験している最中と言うことができる。私は大人になってからテレビに出会った人間だから，赤ん坊の時代からテレビが傍らにあった若者たちとは情報にかかわる意識が異なっていることは確実である。大きく言えば，文化の発信と発信における感覚の差が決定的に異なるのだ。インターネットの普及は，さらにそれに輪をかけていくことだろう。

P4：さらに，第三の理由として，誰もが見ているからだ。あまり変なことを言わないと思えることも，情報源としてのテレビの信頼性を増していることが考えられる。人々は世間に通用する常識の範囲内でものを言っているはず，と信用しているのだ。事実，どのテレビ局でも番組審査委員会なるものをおいており，極端に偏った内容の番組は排除されるようになっている。それと似たもうひとつの理由は，多くの視聴者と情報を共有しているという感覚があることだ。自分はひとりではないことが確かめられるのだ。だから，テレビの情報番組のほとんどは，会場に人を集めるか，視聴者参加型にしている。人々との共通感覚をテレビが保証してくれるのである。

（池内，2008 より引用）

6-3 ▶ 「論理的に読む」から本格的に始めるべきこと

「文章の論証構造もわかったし，論拠についても推定できた。これで仕事が終わった」と読者の皆さんはホッとしていることでしょう。しかし，これで終わりではなく，これでやっとレポートを読むスタートラインに立てたことになるのです。

スタートラインに立てた読者の皆さんが，今度は当該の筆者へのつっこみを始めるのです。確かに，レポートを論理的に読むことの目的の1つは筆者の思考の構造を理解することです。そのプロセスには筆者の論証の誤りを指摘したり，論拠の内容を吟味したりすることが含まれています。しかし，それだけでは不十分です。論証が誤っているとすると，根拠（データや証拠）の信頼性の問題なのか，根拠から結論への導出の問題なのか，結論自体が誤っているかをつっこんでください。

私たちが目にする論証はほとんどが帰納的論証ですから，導出の問題というのは適切な論拠が用意されているかの問題です。しかし，一般にレポートですら，そこで展開されている論証に必要な論拠が書かれていません。そのため，論拠は読者側が推定しなくてはなりません。推定が非常に困難であれば，根拠と結論/主張がスムーズにつながらないことを意味します。すなわち，その帰納的論証自体に問題がある可能性があります。

また，論拠を推定した結果，その内容に疑問が生じることがあります。「確かにその論拠で導出を支えてはいる。しかし，本当にその論拠は信憑性があるのか？」という疑問を発することが大事です。なぜなら，そこから，自分の新しい研究が始まるからです。新たな論拠を自ら追加することで根拠と結論/主張の関係について再度，見直す視点が得られることが多いのです。

6章のまとめ

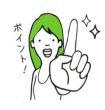

- 長めの文章を読む場合には，①対象となる文章の総括的結論の把握，②節を構成する各パラグラフ内の論証構造のチェック，③節に含まれるパラグラフ間の論理的結合のチェック，の3点が重要なポイントになる。読んでいる文章において上記3点に問題があれば，それを解決する方向で考える際には今度は書くプロセスが入ってくる。

- これらの作業に付随して，④論証に直接関係のある文と，無関係な文を分け，論証に直接関係のない文を削除する，⑤根拠の信頼性のチェックをする。また，⑥文中の接続詞に注意し，必要に応じて接続詞を補うことが重要である。

- 1つのパラグラフ内で，文a，文bが接続詞を挟まずに並んでいる場合，それが「文a，だから文b」すなわち「文aから文bを導いた」のか，「文aつまり文b」すなわち「文bは常に文aの言い換え」なのかでまったく異なる構造になる。これらに注意を払うには接続詞を常に念頭に置いておくこと。

══ 練習問題 16 の解答と解説 ══

1

Step 1　全体の結論を把握する
　文章全体の最終結論は⑱です。この内容が4つのパラフラフの中でもっとも抽象度が高い表現になっています。IP，BODY，CPを使って書き換える場合は，この⑱が最初のパラグラフに来ることになります。

　次にパラグラフごとに見ていき，最後にパラグラフをつなげましょう。

Step 2　論証構造をチェックする（P1）
　「①。だから②」が論証です。それ以外，このパラグラフ内では論証はありません。③と④はそれぞれ別のことを言っています。③と④が何の根拠になっているかはこの時点ではわかりません。これについてはP2を見てから判断します。ここは単純論証と結合論証の組み合わせです。ここまでを論証図にします。この時点では論拠はW1しか推定できません。論拠W2はこの論証の結論を確認した後で推定します。また，論証内容が事実か推測かの区別をすると，①G，②E，③E，④E，⑤Eとなります。①は一見事実のように思えますが，厳密に考えると事実ではありません。「担当医が妊婦の特異な症状を十分に処置できなかった」とあります。この場合，「十分とは何を指している」かが不明です。何をもってして十分と言えるのかの判定基準が示され，それに照合すると「十分であったり，不十分であったりする」ことが判定できるのであれば，①は事実に昇格することが可能です。しかし，この時点で①は推測の域を出ません。

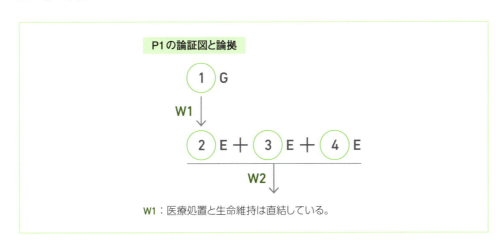

P1の書き換え（Point 1, 3）

> P1：①2004年に福島県のある婦人科で，担当医が妊婦の特異な症状を十分に処置できなかった。だから，②不幸にしてその女性が亡くなるという事件が起こりました。③これは医療過誤ではなく，医療事故であると当初考えられていました。しかし，④その事件の直後，警察がその担当医を逮捕するという事態が生じました。

Step 2　論証構造をチェックする（P2）

⑤と⑥は同様な内容です。この2つの根拠は結合して⑦を導いています。ここは結合論証です。一方，⑧は単独で⑦を導いていることがわかります。ですから，P2は結合論証と単純論証からなる合流論証になっています。

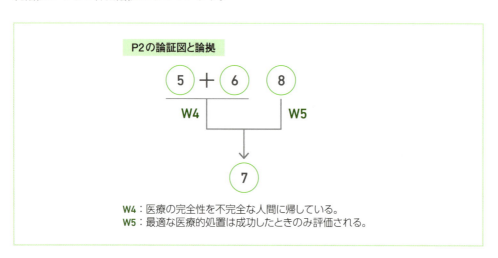

P2とP1の論証構造を合わせると，P1の論証はP2の⑦の結論を導いていることがわかります。ここで先ほど，保留した論拠（W2）を推定しておきます。

W2：医療事故と医療過誤の区別が流動的に変化する。
　　　流動性は人間に不安感情をもたらす。

P2の書き換え

> P2：警察による医師の逮捕に続いて，⑤マスコミの論調や世論も「医療事故を起こしたのはその医師の問題」と判断したのです。しかも，⑥所属する病院も，その医

> 師の個人的な問題として処理しようとしました。だから、⑦これは医学界に衝撃を走らせました。なぜなら、⑧「ミス」ではなくても、医療行為の結果だけで、医療過誤であると判断されることを示唆したからです。

　論証内容が事実、推測かの区別をすると、⑤E、⑥E、⑦G、⑧Gとなります。⑦は一見事実と思えるかもしれませんが、実際はGです。衝撃とは行動として観察しうる人間の心理的反応につけられた言葉です。その心理的反応はさまざまなものを含みます。ですから、ここで使われている衝撃という語がどのような心理的反応を含むかまったくわかりません。行動を観察して得られた印象に大まかな語をあてるような語（例：衝撃）が事実として扱われるのは危険でもあります。

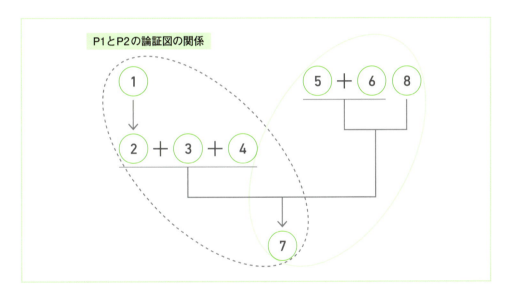

Step 3　パラグラフ間の論理的結合をチェックする（P1とP2）
　P1は結論が書かれていません。その結論はP2の⑦でした。すなわち、P1とP2では同じ結論を繰り返していることになります。最終的な書き換えでこれを調整します。

Step 2　論証構造をチェックする（P3）
　⑨と⑩が結合して⑪を導いています。その⑪は⑬を導いています。一方、⑫は⑪とは独立に⑬を導いています。つまり、P3は全体として合流論証です。

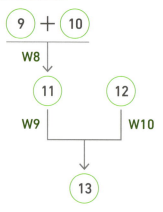

W8：医療の力を発揮するには自由度が必要である。
W9：医療の力を発揮するには自由度が必要である。
W10：自由度がない世界で人間は責任ある活動はできない。

Step 3　パラグラフ間の論理的結合をチェックする（P2とP3）

　P2の結論である⑦と，P3の結論である⑬は論理的な結合がありません。パラグラフ間の移行の合図が必要です。

Step 2　論証構造をチェックする（P4）

　⑭と⑮は結合して，⑯を導いています。さらに，⑰は⑱を導いています。P4は全体として合流論証になっています。

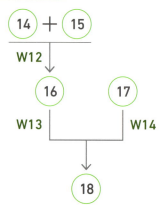

W12：働きやすい環境が保障されないところで人は労働しない。
W13：医師の不足の根源は医療のあり方に関係する。
W14：医師の不足の根源は医療のあり方に関係する。

Step 3 パラグラフ間の論理的結合をチェックする（P3 と P4）

⑬と⑱はこのままでは論理的結合がありません。パラグラフに書き換えるときの移行の合図を入れることによって結合していきます。

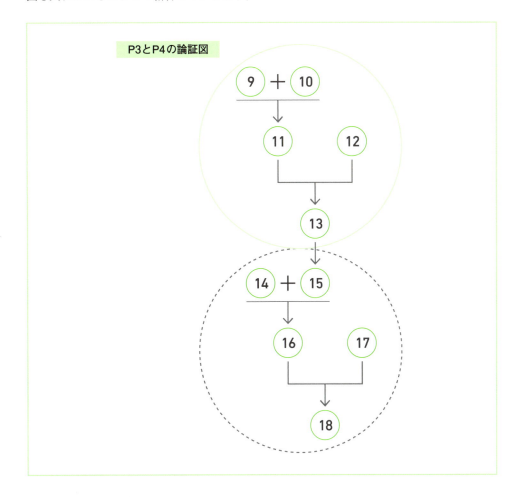

P3とP4の論証図

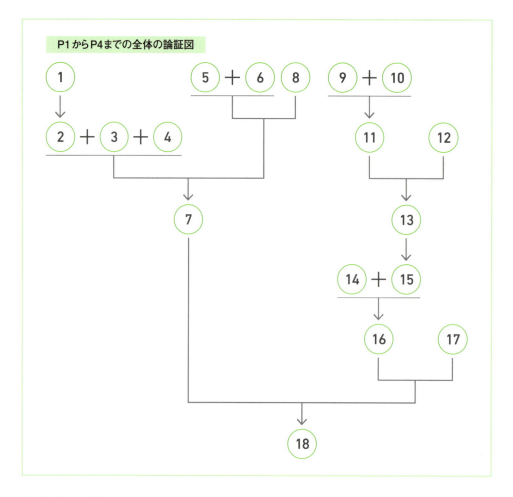

医療過誤，医療事故問題の書き直し

　各パラグラフのSPになる部分に下線を引きます。そして，下線部分の抽象度でもっとも高いものをIPとし，より具体的なものをBodyとします。さらに，P1の⑤などを適切な場所に再配置し，パラグラフ間に移行の合図を入れていきます。Step 1でみたとおり，⑱がもっとも抽象度が高いのでこれをIPとし，かつ，⑰をTSにします。

> 【IP】
> 　⑱医師の不足問題はその数を補充することで解消できるものではありません。なぜなら，それは医療とは何かを社会全体が考えることで解消すべきことだからです。たとえば，⑭行政も病院も上司ですら自分を守ってくれない職場に入るのは，よほど理想に燃える人間か，無知な人間だけです。つまり，⑮このような医療現場から医師の立ち去りが起こるのはむしろ当然です。したがって，⑰医師の不足問題は単に医師の数を増やすことで解決できるものではありません。

6 論理的に読む

【Body 1】

　医師不足の根本的原因に関係すると思われる医療事件が報告されました（移行の合図）。結果的に，④最終的判決では関係した担当医は無罪となりました。① 2004年に福島県のある婦人科で，担当医が妊婦の特異な症状を十分に処置できないことがありました。それが理由で，②不幸にしてその女性が亡くなるという事件が起こったのです。③これは医療過誤ではなく，医療事故であると考えられました。だから，④最終的な判決ではその担当医は罪に問われないで済んだのです。

【Body 2】

　当の医師の無罪判決とは裏腹に（移行の合図），その事件では⑦医学界に衝撃を走らせることが起きていたのです。それは，④その事件の直後で，無罪判決が出される前に，警察がその担当医を逮捕していたのです。しかも，⑤マスコミの論調や世論も「医療事故を起こしたのはその医師の問題」と判断したのです。さらに，⑥所属する病院も，その医師の個人的な問題として処理しようとしました。すなわち，⑧「ミス」ではなくても，医療行為の結果だけで，医療過誤であると判断されることを示唆したのです。だから，⑦この医療事故問題の社会的扱いに医学界が騒然としたのです。

【Body 3】

　医療事故が医療過誤と認定される可能性は，医師の行動を萎縮させてしまう可能性があります。そのため，⑬救われる可能性のある命が，リスク回避する医師のためにそのままにされてしまうことが起こるのです。なぜなら，そもそも，⑨医療行為は不確実なものです。しかも，そのうえ⑩結果だけですべてを判断されるとなると，⑪はじめから「成功率 30％の治療」などできるはずはありません。ですから，⑫この事件を境に，いわゆる「萎縮医療」がはじまったのです。したがって，⑬本来ならば助けられるかもしれない命が，リスクある医療行為はできないという医師の判断により放置される事態が起こるようになったのです。

【CP】

　⑱医師不足の問題は「なぜ，医師が足りなくなるのか」の根本的理由を考えなくては解消できません。それには「医療とは何か」，「医師の働きやすい環境とは何か」を社会全体が考える必要があるのです。すなわち，医療現場の人間がフルに能力を発揮でき，進んでベストを尽くすことで，称賛され，社会的に認知されることが重要なのです。

2

　この文章は全体としてほぼパラグラフ単位で書かれています。最終結論が複数のパラグラフにわたってサポートされている形式になっています。ただし，パラグラフの観点からは論旨と直接関係のない部分もみられます。オリジナルでは４つのパラグラフから構成されてい

ますが，内容的にみると6つの異なる論証をしています。したがって，6つのパラグラフに分けてから分析にとりかかります。

P1

①健康問題だけでなく，現代日本人の情報源の第一位はテレビになっているだろう。なぜなら，②ワイドショーなどでは，日々のニュース以外に，いわゆる情報番組と称して健康や教育や人生相談が花盛りである。③今や，テレビ抜きではどのような話題も語れない時代になっている。

①が結論で，その根拠が②と③です。これは結合論証となっています。

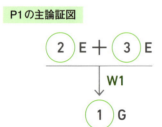

P1の主論証図

W1：あらゆる情報を扱うメディアがもっとも利用される。

P2

（TS）④情報化社会となってインターネットなどさまざまな情報源が増えたというのに，いっそうテレビが有力な情報源になっている。（SD1）⑤ひとつの理由は，テレビの普及率が高く，よほどの変人をのぞいて誰もが見ていることだ。すなわち，（SD2）⑥情報の共通性が背景にあって，わざわざ注釈をつけなくても語りあえる。（SD3）⑦第二番目の理由として，手っ取り早く簡単に情報が取り出せることにある。つまり，（SD4）⑧起動に時間のかかるパソコンを開かなくてもリモコンひとつで操作でき，自ら検索しなくても勝手に情報を送り込んでくれる。要するに，（SD5）⑨「手軽さ一番」なのである。

④の疑問形から始まっていますが，文章構造は「情報化社会となってインターネットなどさまざまな情報源が増えてはいるが，いっそうテレビが有力な情報源になっている」という結論の根拠を提示する論証になっています。この文章はすでにパラグラフ構造になっています。

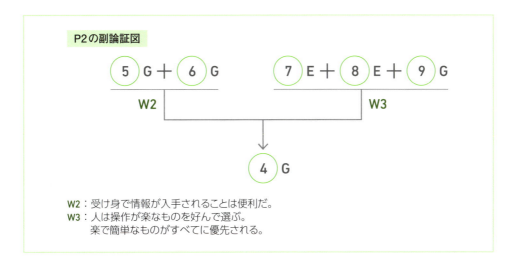

　もともと，パラグラフ構造で書かれているものは論証図にしてもすっきりしています。P2は2つの結合論証を用いた合流論証になっています。

P3-1

> ⑩つまり，これまでの人間の歴史において，テレビほど広く普及し，テレビほど手軽な情報源は存在しなかったのだ。⑪それだけに，テレビが人間に与える影響がどのようなものであるか，今まさに実験している最中と言うことができる。

　「⑩。だから⑪」という論証になっています。このパラグラフの扱いは2つの点で難しくなっています。1つは主張の内容がこれまでのパラグラフの流れと一直線に並んでいない異質のものである点，もう1つは「つまり」という解説の接続詞から始まっている点です。この2つの問題点は互いに関係しています。すなわち，この「つまり」は直前の内容を言い換えられたり，よりやさしい内容にするという解説の接続詞の使い方にはなっていません。そうではなく，P2には含意されていない内容がP3-1に書かれています。この「つまり」は帰結を導くための「つまり」として使われていると考えられます。

　このようにとらえると，1つのパラグラフ内で1つの論証を展開するという原則に違反しているということです。そこで全体の構成からP3-1を削除します。

P3-2

> ⑫私は大人になってからテレビに出会った人間だから，⑬赤ん坊の時代からテレ

> ビが傍らにあった若者たちとは情報にかかわる意識が異なっていることは確実である。⑭大きく言えば，文化の発信と発信における感覚の差が決定的に異なるのだ。⑮インターネットの普及は，さらにそれに輪をかけていくことだろう。

　P3-2 はほかのパラグラフとはその結論/主張の内容の性質が異なっています。筆者がテレビに出会ったタイミングやインターネットにも言及しています。IP，Body，CP という各パラグラフの役割という観点からすると，このパラグラフは別の節で言及するほうがいいでしょう。本来の結論/主張の流れとは直接関係がないため削除します。P3-1 と合わせて，別の展開を考えて書き直すことも可能です。

P4-1

> ①現代日本人の情報源の第一位はテレビになっている。⑯その第三の理由は誰もが見ているからだ。⑰あまり変なことを言わないと思えることも，情報源としてのテレビの信頼性を増していることが考えられる。<u>つまり，</u>⑱人々は世間に通用する常識の範囲内でものを言っているはず，と信用しているのだ。⑲事実，どのテレビ局でも番組審査委員会なるものをおいており，極端に偏った内容の番組は排除されるようになっている。

　⑯でいう第三の理由は①「健康問題だけでなく，現代日本人の情報源の第一位はテレビになっているだろう」を説明するためのものです。パラグラフ間の論理的リンクを確保するために①を入れておきます。ここでは論証は結合論証が1回しか生じていません。論証図もクリアです。

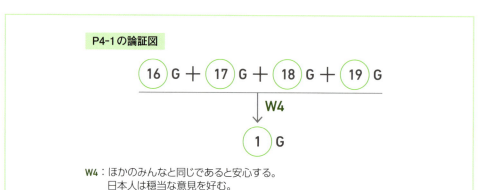

6 論理的に読む

論証基本フォーム

根拠：⑯だから，誰もが見ている。

根拠：⑰あまり変なことを言わないと思えることも，情報源としてのテレビの信頼性を増していることが考えられる。

根拠：⑱人々は世間に通用する常識の範囲内でものを言っているはず，と信用しているのだ。

根拠：⑲事実，どのテレビ局でも番組審査委員会なるものをおいており，極端に偏った内容の番組は排除されるようになっている。

結論：①現代日本人の情報源の第一位はテレビになっている。

論拠：日本人は穏当な意見を好む。

P4-2

①現代日本人の情報源の第一位はテレビになっている。⑳最後に第四の理由は，多くの視聴者と情報を共有しているという感覚があることだ。㉒テレビの情報番組のほとんどは，会場に人を集めるか，視聴者参加型にしている。だから，㉑自分はひとりではないことが確かめられるのだ。つまり，㉓人々との共通感覚をテレビが保証してくれるのである。

ここも P4-1 と同様に形式を整えるために①をまず入れます。⑳は直接①を支持している根拠です。さらに，文の順番を変えて，㉒を根拠に㉑を導く形にします。これは㉒の内容は経験的事実ですが，㉓は㉒から飛躍して導出した結果だからです。これは論証の原則です。そして，㉑の内容は㉓の言い換えととらえます。

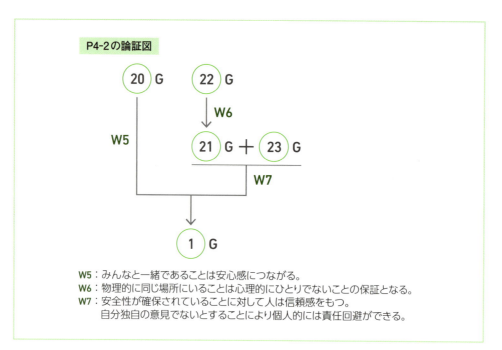

論証基本フォーム

根拠：⑳それと似たもう１つの理由は，多くの視聴者と情報を共有しているという感覚があることだ。

結論：①現代日本人の情報源の第一位はテレビになっている。

根拠：㉒テレビの情報番組のほとんどは，会場に人を集めるか，視聴者参加型にしている。

中間結論：㉑自分はひとりではないことが確かめられるのだ。

根拠：㉓人々との共通感覚をテレビが保証してくれるのである。

最終結論：①現代日本人の情報源の第一位はテレビになっている。

すべてのパラグラフ（P3-1，3-2を除く）を論証図として結合

　P1，P4-1，P4-2の結論はすべて「現代日本人の情報源の第一位はテレビになっている」で同じです。文番号は①で代表します。

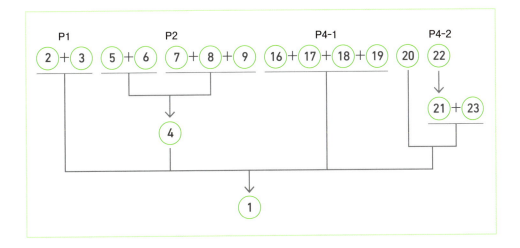

　パラグラフ構造で書かれている論証図は整然としています。P1 は IP（序論パラグラフ）として書かれています。そこで全体で何が言いたいのか，中心的考えを結論/主張として出しています。P1 と P4-1 と P4-2 は Body の役目をしています。ここには書かれていませんが，最後に P5 として CP（結論パラグラフ）が書かれていると，パラグラフを使って書く原則に一致します。

文献

引用・参考文献

- アラン (著)，串田孫一，中村雄二郎 (訳)：幸福論．白水社，2008．
- 安藤文香：順モデル障害からみた健常者の統合失調症傾向―統合失調症と統合パーソナリティの連続性の検討．早稲田大学文学学術院文学部心理学コースにおける卒業レポートとして提出 (未出版)，2014．
- 池内了：疑似科学入門．岩波書店，2008．
- 石井英男：神の手に医療技術はどこまで近づけるのか―最新ハイテク手術の進化を追う．Telescope Magazine，2012．
  http://www.tel.co.jp/museum/magazine/medical/121012_topics_02/
- 石井威望：ものまね上手・創造上手の日本技術．高等学校標準国語総合，132-139，2012．
- 岩永俊博：「健康な暮らし」「健やかな日々」とはどういうことですか？ 保健師ジャーナル，73 (4)：356-360，2017．
- 伊藤亜紗：吃音という謎．看護教育，58 (5)：380-383，2017．
- 伊藤亜紗：リズムと障害．看護教育，58 (4)：302-305，2017．
- 印南一路：すぐれた意思決定．中央公論新社，1997．
- 内田塔子：子供の権利条約と子供の意見表明・参加．Voters，44：6，2018．
- 江藤晶子，原田和子：「妊産婦支援チーム」と関連機関との連携―葛飾赤十字産院の場合．助産雑誌，71 (4)：281-288，2017．
- Alice Ohshima, Ann Hogue：Writing Academic English Longman. 1981. (2nd Edition 1997, 3rd Edition 1999, 4th Edition Longman 2006)
- 小谷みどり：孤立する男性独居高齢者の現状．保健師ジャーナル，73 (5)：378-383，2017．
- 近藤尚己：自治体で「健康格差対策」に取り組むための5つの視点．保健師ジャーナル，71 (11)：950-956，2015．
- Gilovich Thomas：How we know what isn't so. The fallibility of human reason ineveryday life. 1991.
- 酒井邦嘉：言語の脳科学．中央公論新社，2004．
- 佐渡島紗織，吉野亜矢子：これから研究を書くひとのためのガイドブック．ひつじ書房，2008．
- 坂下玲子：看護の知．看護研究，50 (1)：74-81，2017．
- サンデル M (著)，林芳紀，伊吹友秀 (訳)：完全な人間を目指さなくてもよい理由．ナカニシヤ出版，2010．
- トゥールミン S (著)，戸田山和久，福澤一吉 (共訳)：議論の技法．東京図書，2011．
- トムソン A (著)，斎藤浩文，小口裕史 (訳)：倫理のブラッシュアップ．春秋社，2012．
- 戸田山和久：論文の教室 レポートから卒論まで．NHK 出版，2002．
- 戸田山和久：「科学的思考」のレッスン．NHK 出版，2011．
- 長尾真：「わかる」とは何か．岩波書店，2002．
- 波平恵美子：文化人類学から医療人類学への道，そして質的研究への思い．看護研究，50 (2)：158-164，2017．
- 野矢茂樹：論理トレーニング．産業図書，1997．
- 野矢茂樹：大人のための国語ゼミ．山川出版，2017．
- ファードン J (著)，小田島恒志，小田島則子 (訳)：世界一考えさせられる入試問題．河出書房新社，2017．
- 福澤一吉：議論のレッスン．NHK 出版，2002．
- 福澤一吉：論理表現のレッスン．NHK 出版，2005．
- 福澤一吉：文章を論理で読み解くためのクリティカル・リーディング．NHK 出版，2012a．
- 福澤一吉：論理的に読む技術．ソフトバンククリエイティブ，2012b．
- 福澤一吉：論理的思考．ソフトバンククリエイティブ，2017．

- 細馬宏通：言葉を超える，身体の言葉—人間行動学者は何をみているか．看護研究，50 (2)：91-97，2017.
- Blakemore SJ, Goodbody SJ, Wolpert DM：Predicting the consequences of our own actions：the role of sensorimotor context estimation.The Journal of Neuroscience, 18 (18)：7511-7518, 1998.
- 三浦俊彦：論理学がわかる事典．日本実業出版社，2004.
- Meehl PE：Schizotaxia, schizotypy, schizophrenia. American Psychologist, 17：827-838, 1962.

参考文献

- 苅谷剛彦：知的複眼思考法．講談社，1996.
- 高野陽太郎，岡隆（編）：心理学研究法．有斐閣，2004.
- 戸田山和久：科学哲学の冒険．NHK 出版，2004.
- 野矢茂樹：論理トレーニング 101 題．産業図書，2001.
- 野矢茂樹：新版　論理トレーニング．産業図書，2006.
- 福澤一吉：科学的に説明する技術．ソフトバンククリエイティブ，2007.
- 福澤一吉：論理的に説明する技術．ソフトバンククリエイティブ，2010.
- 福澤一吉：議論のルール．NHK 出版，2010.
- 福澤一吉：「論理的に話す」とはどういうことか　Part 1 「論理的思考」という表現の誤解を解く．看護教育，57 (7)：504-510，2016.
- 福澤一吉：「論理的に話す」とはどういうことか　Part 2 論証に必要な「論拠」について理解する．看護教育，57 (7)：511-515，2016.
- 福澤一吉，中尾みさ子：「根拠」と「主張」をつなぐものについて考えよう．看護教育，57 (7)：496-502，2016.
- 福澤一吉：論理的に書くための 3 つのヒント　パラグラフを活用しよう．看護教育，57 (8)：604-610，2016.
- 福澤一吉：新版　議論のレッスン．NHK 出版，2018.
- 三浦俊彦：論理学入門．NHK 出版，2000.

おわりに

　実は，「どうすることが読むことで，どうすることが書くことであるのか」について，万人が同意するような決まりがあるわけではありません。その決まりがないからこそ，読み書きに関するテキストは明確なモデルを提示する必要があるのです。なぜなら，読み書きについて常に振り返ることのできる，かつ明確でわかりやすい参照枠を示さない限り，読者は自立的に読み書きができるようにはならないからです。そのことを考慮して，本書は著者がその参照枠としてのモデルを強く意識して書いたものです。

　本書では，広く知られているトゥールミンの論証モデルを読み書きの参照枠として使用しています。このモデルは口頭ないしは紙面上（論文など）で議論・討論する際の，私たち（または相手）の思考，論理を整理する道具になります。ここには議論・討論のみならず，読んだり書いたりすることも含まれています。また，このモデルが対象とする議論や討論の内容は，日常会話から科学的議論までをカバーします。したがって，このモデルは大学でレポートや論文などを読んだり，書いたりする際に最適なものです。

　読み書きという場合，一般に両者は別のものであると考えられています。しかし，本書では「読み書きは不可分であり，表裏一体の関係にある」という立場をとっています。たとえば，①何かを思いつき，それを**書きます**。そして②自分で書いたものを**読み**，自分の考えや思いを修正変更します。③その結果，**再び書く**ことになります。ここですでに読み書きに関する相補関係のサイクルが発生しています。つまり，このことを読み書きは表裏一体であると言っているのです。

　重要なのは，このサイクルの②を開始するときにモデルの介入がポイントになるということです。なぜなら，モデルとしての参照枠に照らし合わせながら一旦書いたものを読み返し，調整しない限り，どんな観点から何を書き直そうとしているか自覚がもてません。そのような状態で書いても，③の内容は一向に論理的になっていかないのです。本書は②を開始する際に必要なモデルは，③で書き始めるときに必要なモデルと同じであることを強調するものです。このことが，本書が「読み書きは不可分であり，表裏一体の関係にある」と主張することの大きな理由になっています。

　本書に取り組んで，改めて強く感じたのは，教科書を読んで即，論理的に読めるようになり，書けるようになることは至難の業であるということです。たとえば，テニスのやり方についての本を読めば，すぐにテニスが上手になるわけではありません。テニスがうまくなるには，実際にコートに出て，ラケットを振ってボールを打つ必要があるのです。すなわち，テニスが上手になるには，**実際の場数を多く踏む以外にない**のです。これは効率が悪いのですが，このことは，そのまま論理的に書く，読むトレーニングにも当てはまります。読者のみなさんにはぜひ，本書を参照枠にしつつ，読み書きの場数を増やしていただきたいのです。

本を書くという作業は1人でできるものではありません。いろいろな方の支えがあってはじめて可能になります。ここで，本書を書くにあたりお世話になった方々に感謝の意を表したいと思います。まず，関西医科大学看護学部の山本容子先生にお礼を申し上げます。山本先生からは本書で使用している文章例をご提供いただくとともに，看護にまつわる用語の使用法など，臨床的立場からのご助言をいただきました。

　また，数年前に雑誌『看護教育』で論理的思考に関することを書くように声をおかけくださった医学書院看護出版部の大野学さんです。大野さんが著者にこのチャンスをお与えくださっていなかったら，本書は生まれなかったのです。きっかけの親，大野さん，ありがとうございました。

　さらに，本書の原稿仕上げの段階では制作部の金澤瑤さんにお世話になりました。丁寧なお仕事に感謝いたします。もっと，どしどし突っ込んでいただいてもよかったのではと感じています。

　最後に，一番大事な方にお礼を申し上げたい。それは本書の企画の生みの親である看護出版部の藤居尚子さんです。藤居さんは私が担当する，医療関係者向けのワークショップにご参加くださり，本書の内容の理解に大変努力されました。頭の下がる思いです。こんな編集者も珍しいのではないでしょうか。藤居さんからは考えさせられる質問を多数いただきました。そして，いろいろな場面で意見交換しながら，本書を一緒に書き上げてきました。その間のやりとりも「論理的」にしてきたつもりです。書く読むに関する教科書を書かせていただくという大変に貴重な機会をお与えくださり，心より感謝しております。藤居さんのおかげで大変楽しい体験をさせていただきました。ありがとうございました。

　2018年9月

福澤一吉

索引

欧文

Body（B）　117, 119
Concluding Paragraph（CP）
　　　　　　　　118, 119
CS　96, 97, 98
data　47
Introductory Paragraph（IP）
　　　　　　　　117, 118
reasoning　4
SD　96
SP　96, 104
SS　96, 98
TS　96, 98
TS 間の論理的関係性　114
warrant　47

い

言い換えるなら　19
意見　39, 46
移行の合図　115
　── の文　109
一文一義　90, 120, 126
一般叙述　118
一方　130, 136
意味的関係　91

え

演繹的論証　43
　── と帰納的論証の相違点　43

か

解説の接続詞　157
仮定　47
考え　39
換言の接続詞　134

き

帰結の接続詞　21
帰納的論証　35, 43, 55, 63
　── と演繹的論証の相違点　43

逆接　17
　── の接続（詞）　18, 23
逆に　60

け

経験的事実　6, 8, 39, 54
結合論証　65, 76, 149, 150, 156
　── と合流論証の組み合わせ　71
結論パラグラフ　117, 119

こ

合流論証　66, 76, 150, 157
言葉の意味にまつわる導出　43
根拠　47, 137
　── の信頼性　126
　── の信頼性をチェックする　38
　── の正しさ　36
コンクルーディング・センテンス　96

さ

最終結論　74
最終的結論/主張　124
サポーティング・センテンス　96
サポーティング・ディテール　96
サポーティング・ポイント　96, 104

し

しかし　24, 134
しかも　18
思考　3, 8
事実　39, 46
　── と考え　39
　── にまつわる導出　43
　── の正しさ　40
支持パラグラフ　117, 119
十分条件　72
主張　3
主張・根拠・論拠の関係　51
主論証　73, 74, 76
順接　17

順接の接続　18
譲歩の接続詞　27, 84
序論パラグラフ　117, 118

す・せ
推測　39, 46
　── と意見　39
推測バー　6
接続詞　15, 126

た
対比の接続詞　25, 60, 136
だから　21
確かに　27
ただし　25
たとえば　22
単純論証　64, 76, 149
　── と結合論証の組み合わせ　69
　── と合流論証の組み合わせ　70
段落　96

ち〜て
抽象度　84
つまり　19, 134, 157
転換を示す接続詞　23

と
トゥールミン・モデル　47
導出　4, 7, 35
　──, 言葉の意味にまつわる　43
　──, 飛躍を伴う　7, 8, 43
　── の妥当性　36
　── の適切性　125
特定叙述　118, 118
トピック・センテンス　96

な
なぜなら　21

は
パラグラフ　96
　── 間の移行の合図　109
　── 間の論理的関係　109
　── 間の論理的結合　125
　── の構成文　96
パラグラフ構造　98, 120

ひ
非経験的事実　6, 8
必要十分条件　73
必要条件　72
飛躍　7, 44
　── の程度　44, 125
　── を伴う導出　7, 8, 43

ふ・ほ
副論証　73, 74, 76, 82
ブレイン・ストーミング　99
文の抽象度　84
補助的論証　73

む・も
むしろ　19
もちろん　28

れ・ろ
レポート　99
論拠　47, 54, 63, 125
　── の役割　47
論証　3, 4, 7, 29, 35, 42, 125
　── の接続詞　21
　── の全体図　4, 35
論証基本フォーム　6, 7
論証図　63
　── を書くこと　76
論証内容のわかりやすさ　102
論理　3, 8, 15, 29
　── (的) の反対語　2
論理的関係　91

論理的思考　76
論理的に書くこと　16

論理的に読むことの目的　147